CUISINE ORIGINALE DE L'ALIMENTATION CETOGENE

180 Recettes faits Maison

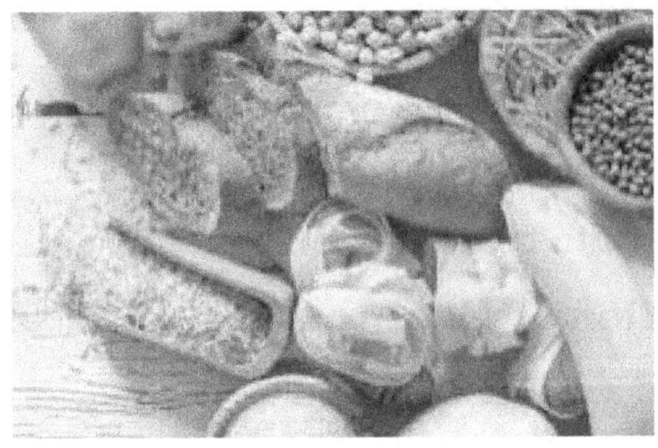

HÉLÈNE LEGRAND

MENTIONS LEGALES

lire ce livre merveilleux ne garantit pas votre succès. Alors, vous devrez appliquer chaque étape du processus afin d'obtenir les résultats que vous recherchez. Ce que je vous recommande c'est d'appliquer, appliquez et appliquez soigneusement pour atteindre vos objectifs et réaliser vos rêves même s'ils sont les plus fous. La condition indispensable de votre succès et le travail acharné. Sachez bien que Nous faisons de nos mieux pour fournir les meilleures informations et les stratégies éprouvées sur le sujet.

Nous n'assumons aucune responsabilité pour ce que vous choisissez de faire avec ces informations. Utilisez votre propre jugement. Nos conseils c'est d utiliser les informations de cette publication dans le bon sens pour bénéficier le maximum possible. Vos résultats peuvent différer des nôtres. Vos résultats de l'utilisation de ces informations objet de cette publication dépendront de vous, vos compétences et vos efforts, et d'autres facteurs imprévisibles différents. Utilisez cette information judicieusement et à vos risques et périls.

INTRODUCTION

Manger sain, éviter le sucre, perdre du poids, retrouver la forme, abaisser la glycémie : quels que soient vos objectifs, l'alimentation cétogène est une option judicieuse. Mais suivre cette alimentation pauvre en glucides, riche en bonnes graisses n'est pas si simple.

Ce merveilleux Grand Livre de l'alimentation cétogène, écrit par Hélène Legrand la pratiquante canadienne la plus innovante, vous donne toutes les astuces, les conseils, les recettes pour adopter une alimentation cétogène comme un vrai mode de vie sain et durable. Suivez le guide en expérimentant ses recettes sélectionnées et éprouvez le plaisir de voir les kilos fondre sans stress, sans fatigues ni baisse d'énergie.

Les aliments faits maison sont beaucoup plus saine, beaucoup plus abordable et beaucoup plus savoureuse que ceux transformés, c'est sûr. De plus, les dîners de famille rassemblent les gens autour de la table. Nous pouvons parler et communiquer les uns avec les autres. C'est pour cela que je vous conseille de cuisiner vous-mêmes à la maison et pour les personnes qui n'ont pas assez de temps, elles peuvent préparer des recettes rapides faciles saines et savoureuses. Pour vous donner le tableau de bord d'un régime alimentaire fiable je vous ai préparé ce livre intéressant avec une merveilleuse collection de 180 délicieuses recettes cétogènes adaptées aux stratégies de soutien émotionnel pour une véritable expérience de transformation dans le corps, l'esprit et l'âme.

Avec ce merveilleux livre, vous aurez tous les outils nécessaires pour tomber amoureux de votre nouveau corps et bannir à jamais votre peur de la graisse !

Puisque vous avez à votre disposition une collection énorme de recettes,

Il suffit de les personnaliser en fonction de votre objectif : minceur, performance sportive ou santé. Ce paramétrage se fait en fonction de la valeur énergétique et la richesse en matière grasse de la recette en question selon les apports nutritifs cités sous son nom

Exemple :

Asperges à la toscane
(Prêt en 10 minutes environ / Portions 2)
Par portion : 193 calories; 14,1 g de matières grasses; 5,6 g de glucides; 11,5 g de protéines; 2,4 g de fibres

Alors, embarquez pour un voyage, un aller sans retour vers une nouvelle vie harmonieuse, une vie sans stress, sans coups de pompe, débarrassée des kilos de surpoids, une vie immunisée contre les maladies métaboliques et plus récemment les maladies neurodégénératives telles qu'Alzheimer ou Parkinson.

RECETTES DES VOLAILLES

1. Soupe de dinde épicée orientale

(Prêt en environ 20 minutes | Portions 5)

Par portion: 180 calories; 7,5 g de matières grasses; 6,7 g de glucides; 21,4 g de protéines; 1,2 g de fibres

Ingrédients

1 piment oiseau, épépiné et haché

2 poivrons orientaux, épépinés et hachés

2 oignons verts, hachés

1 cuillère à café de poudre de cinq épices

1 livre de cuisses de dinde, désossées et coupées en deux

Préparations

Chauffer 2 cuillères à soupe d'huile d'olive dans une casserole à feu moyen-vif. Ensuite, faire sauter les poivrons et les oignons jusqu'à ce qu'ils soient tendres et aromatiques environ 3 minutes.

Ajouter les cuisses de dinde et la poudre aux cinq épices; verser 5 tasses d'eau ou bouillon de légumes.

Réduire le feu à moyen-doux, couvrir et laisser mijoter pendant plus de 15 minutes. Servez chaud et dégustez!

2. Poulet farci à l'ancienne

(Prêt en environ 30 minutes | Portions 2)

Par portion: 401 calories; 23,9 g de matières grasses; 3,7 g de glucides totaux; 41,2 g de protéines; 1,2 g Fibre

Ingrédients

2 filets de poulet, sans peau et sans os

1 cuillère à café d'herbes de Provence

2 tranches de bacon (1 once)

2 tranches (1 once) de fromage cheddar

1 tomate, tranchée

Préparations

Frottez les filets de poulet aux Herbes de Provence.

Ensuite, faites frire les tranches de bacon pendant quelques minutes ou jusqu'à ce qu'elles soient tendres; hacher avec un couteau.

Déposer le bacon frit et le fromage cheddar sur les filets de poulet et les rouler; sécurisé avec une ficelle de cuisine.

Disposer le poulet farci dans un plat de cuisson tapissé de papier sulfurisé.

Ajouter les tomates autour des rouleaux de poulet.

Rôtir au four préchauffé à 380 degrés F pendant 30 minutes, en les retournant plus d'une ou deux fois.Bon appétit!

3. Kebab de poulet maison

(Prêt en environ 20 minutes + temps de marinade | Portions 2)

Par portion: 498 calories; 23,2 g de matières grasses; 6,2 g de glucides; 61g de protéines; 1,7 g de fibres

Ingrédients

2 tomates Roma, hachées

1 livre de cuisses de poulet, désossées, sans peau et coupées en deux

2 cuillères à soupe d'huile d'olive

1/2 tasse de yogourt à la grecque

1 ½ once de fromage suisse, tranché

Préparations

Placez les cuisses de poulet, le yogourt, les tomates et l'huile d'olive dans un récipient en verre récipient. Vous pouvez ajouter des graines de moutarde, de la cannelle et du sumac, si vous le souhaitez.

Couvrir hermétiquement et laisser mariner au réfrigérateur pendant 3 à 4 heures. Enfilez les cuisses de poulet sur des brochettes, créant une forme de bûche épaisse. Griller le brochettes à feu moyen-vif pendant 3 ou 4 minutes de chaque côté.

Utilisez un thermomètre à lecture instantanée pour vérifier la cuisson de la viande; cela devrait lire environ 165 degrés F. Garnir du fromage; continuer la cuisson pendant 4 minutes ou jusqu'à ce que le fromage soit fondu. Prendre plaisir!

4. Gulyás hongrois traditionnel

(Prêt en environ 1 heure 10 minutes | Portions 2)

Par portion: 363 calories; 22,3 g de matières grasses; 5,1 g de glucides; 33,2 g de protéines; 1,4 g de fibres

Ingrédients

1/2 tasse de côtes de céleri, hachées
1 tomate mûre, en purée
1 cuillère à soupe de mélange d'épices pour goulasch
2 tranches (1 once) de bacon, hachées
1/2 livre de cuisses de canard, sans peau et sans os

Préparations

Chauffer une casserole à fond épais à feu moyen-vif; puis faites frire le bacon pour environ 3 minutes. Incorporer les cuisses de canard et poursuivre la cuisson jusqu'à ce qu'elles soient joliment bruni de tous les côtés. Râpez la viande et jetez les os. Mettre de côté.

Dans le jus de cuisson, faire revenir le céleri environ 3 minutes en remuant avec une large spatule. Ajouter les tomates en purée et le mélange d'épices pour le goulasch; ajouter dans le bacon et viande réservés.

Versez 2 tasses d'eau ou de bouillon de poulet dans la casserole. Baissez le feu à moyen-doux, couvrez et laissez mijoter pendant 50 minutes
plus ou jusqu'à ce que tout soit bien cuit.

Servez chaud et dégustez!

5. Soupe d'hiver à la dinde

(Prêt en environ 1 heure 15 minutes | Portions 2)
Par portion: 216 calories; 8,1 g de matières grasses; 6,8 g de glucides; 25,2 g de protéines; 2,1 g de fibres
Ingrédients
1/2 livre de cuisses de dinde
1 tasse de chou-fleur, brisé en petits fleurons
1 gros poireau, haché
1 cuillère à café de mélange d'épices turc
1 œuf entier
Préparations
Placer les cuisses de dinde dans une casserole à fond épais à feu moyen-vif; ajouter dans 2 ½ tasses d'eau porter le mélange à ébullition.
Ensuite, réduisez le feu à moyen-doux et continuez à cuire pendant environ 35 minutes; déchiqueter la viande avec deux fourchettes, en jetant la peau et les os.
Incorporer le chou-fleur, les poireaux et les épices. Continuez à cuire encore 30 minutes. Ensuite, incorporer l'œuf et fouetter jusqu'à ce qu'il soit bien mélangé à la soupe.
Prendre plaisir!

6. Poulet grec Stifado

(Prêt en environ 35 minutes | Portions 2)
Par portion: 352 calories; 14,3 g de matières grasses; 5,9 g de glucides; 44,2 g de protéines; 2,4 g de fibres
Ingrédients
2 onces de bacon, coupé en dés
1 cuillère à café de mélange d'assaisonnement pour volaille

2 tomates mûres sur la vigne, en purée
3/4 livre de poulet entier, désossé et haché
1/2 poireau de taille moyenne, haché
Préparations
Cuire le bacon dans la poêle préchauffée à feu moyen-vif. Pliez le poulet et poursuivre la cuisson encore 5 minutes jusqu'à ce qu'il ne soit plus rose; ensemble de côté.
Dans la même poêle, faire revenir le poireau jusqu'à ce qu'il ramollisse ou environ 4 minutes. Remuer dans le mélange d'assaisonnement pour volaille et 2 tasses d'eau ou de bouillon de poulet.
Maintenant, réduisez le feu à moyen-doux et continuez à mijoter pendant 15 à 20 minutes.
Ajouter les tomates avec la viande réservée. Continuez à cuisiner encore 13 minutes ou jusqu'à cuisson complète.
Bon appétit!

7. Casserole de poulet facile

(Prêt en environ 30 minutes / Portions 2)
Par portion: 410 calories; 20,7 g de matières grasses; 6,2 g de glucides; 50 g de protéines; 1,5 g de fibres
Ingrédients
2 tomates mûres, hachées
Filets de poitrine de poulet de 3/4 livre, hachés en morceaux de la taille d'une bouchée
1/2 tasse de crème à fouetter épaisse
2 gousses d'ail, tranchées
1/2 cuillère à café de mélange d'épices coréen
Préparations
Préchauffez votre four à 380 degrés F. Vaporisez une casserole avec un spray antiadhésif. Ajouter le poulet, l'ail, le coréen mélange d'épices à la casserole.
Garnir de tomates et de crème à fouetter épaisse.

Cuire au four de 22 à 27 minutes ou jusqu'à ce que la sauce soit très chaude et épaissie.
Bon appétit!

8. Poulet acidulé aux oignons verts

(Prêt en 40 minutes environ | Portions 4)

Par portion: 209 calories; 12,2 g de matières grasses; 0,4 g de glucides; 23,2 g de protéines; ; 1,9 g de fibres

Ingrédients

3 cuillères à soupe de beurre fondu

1 livre de pilons de poulet

2 cuillères à soupe de vin blanc

1 gousse d'ail, tranchée

1 cuillère à soupe d'oignons verts frais, hachés

Préparations

Disposer les pilons de poulet sur un plat de cuisson recouvert de papier d'aluminium. Badigeonner de fondu beurre.
Ajoutez l'ail et le vin. Assaisonner avec du sel et du poivre noir au goût. Cuire dans le four préchauffé à 400 degrés F pendant environ 30 minutes ou jusqu'à ce qu'un la température interne atteint environ 165 degrés F.
Servir garni d'oignons verts et déguster!

9. Poulet Italien double fromage

(Prêt en environ 20 minutes | Portions 2)

Par portion: 589 calories; 46 g de matières grasses; 5,8 g de glucides; 37,5 g de protéines; 2g de fibres

Ingrédients

2 pilons de poulet

2 tasses de bébés épinards

1 cuillère à café de mélange d'épices italiennes

1/2 tasse de fromage à la crème

1 tasse de fromage Asiago, râpé

Préparations

Dans une casserole, chauffer 1 cuillère à soupe d'huile à feu moyen-vif. Saisir le pilons de poulet pendant 7 à 8 minutes ou jusqu'à ce qu'ils soient bien dorés de tous les côtés.
Verser 1/2 tasse de bouillon d'os de poulet; ajouter les épinards et continuer la cuisson pendant 5 minutes de plus jusqu'à ce que les épinards soient fanés.
Ajouter le mélange d'épices italiennes, le fromage à la crème, le fromage Asiago et le poulet réservé depilons; couvrir partiellement et poursuivre la cuisson encore 5 minutes.
Servir chaud.

10. Soupe au poulet et chou vert

(Prêt en environ 55 minutes | Portions 6)

Par portion: 265 calories; 23,8 g de matières grasses; 4,3 g de glucides; 9,3 g de protéines; 1g de fibres

Ingrédients

2 cuillères à soupe de beurre
1 poulet entier (3 livres)
1/2 oignon, haché
2 branches de céleri, hachées
2 tasses de chou vert, coupé en lanières

Préparations

Faites cuire le poulet avec 6 tasses d'eau à feu moyen de 13 à 17 minutes. Baissez le feu à moyen-doux et laissez cuire 10 à 15 minutes de plus.
Ensuite, hachez la viande en petits morceaux et jetez les os.
Réchauffer le beurre dans une casserole à fond épais à feu moyen. Cuire le céleri et oignon jusqu'à ce qu'ils soient ramollis.
Assaisonnez avec du sel et du poivre; ajouter le poulet et le bouillon réservé dans la casserole; laissez mijoter pendant 10 à 13 minutes. Ensuite, incorporer le chou et continuer à mijoter, partiellement couvert, pour 15 minutes supplémentaires.
Bon appétit!

11. Shish Kebab du Moyen-Orient

(Prêt en environ 20 minutes + temps de marinade | Portions 5)

Par portion: 274 calories; 10,7 g de matières grasses; 3,3 g de glucides; 39,3 g de protéines; 0,8 g de fibres

Ingrédients

2 livres de filets de poulet, coupés en cubes de la taille d'une bouchée

1/2 tasse d'ajran

1 cuillère à soupe de moutarde

1/2 tasse de sauce tomate

Mélange d'épices turc

Préparations

Placer les filets de poulet avec le reste des ingrédients dans un plat en céramique. Couverture et laissez mariner 4 heures au réfrigérateur.

Enfilez les filets de poulet sur les brochettes et placez-les sur la grille préchauffé.

jusqu'à ce qu'ils soient dorés de tous les côtés environ 15 minutes.

Servez immédiatement et dégustez!

12. Poulet Capocollo et Ail

(Prêt en 40 minutes environ | Portions 5)

Par portion: 485 calories; 33,8 g de matières grasses; 3,6 g de glucides; 39,2 g de protéines; 1g de fibres

Ingrédients

2 livres de pilons de poulet, sans peau et sans os, papillons

10 fines tranches de capocollo

1 gousse d'ail, pelée et coupée en deux

Gros sel de mer et poivre noir moulu, au goût

1/2 cuillère à café de paprika fumé

Préparations

Frottez les moitiés d'ail sur la surface des pilons de poulet.

Assaisonner avec paprika, sel et poivre noir.

Déposer une tranche de capocollo sur chaque pilon de poulet et les rouler; sécurisé avec une ficelle de cuisine.

Cuire au four préchauffé à 410 degrés F pendant 30 à 35 minutes jusqu'à ce que votre poulet commence à dorer.

Bon appétit!

13. Salade de cuisse de poulet

(Prêt en environ 20 minutes + temps de refroidissement | Portions 2)

Par portion: 456 calories; 29g de matières grasses; 6,7 g de glucides; 40,1 g de protéines; 3,7 g de fibres

Ingrédients

2 cuisses de poulet, sans peau

1 cuillère à soupe de vinaigre de vin rouge

1/4 tasse de mayonnaise

2 tiges d'oignon nouveau, hachées

1/2 tête de laitue romaine, coupée en morceaux

Préparations

Dans la poêle préchauffée, cuire les cuisses de poulet jusqu'à ce qu'elles soient croustillantes à l'extérieur.

Jeter les os et transférer la viande dans un saladier.

Ajouter la moutarde de Dijon, si désiré.

Incorporer les autres ingrédients.

Servir frais et déguster!

14. Poulet au fromage à la mexicaine

(Prêt en environ 25 minutes | Portions 6)

Par portion: 354 calories; 23,2 g de matières grasses; 6g de glucides; 29,3 g de protéines; 0,6 g de fibres

Ingrédients

1 lb de poitrines de poulet, coupées en cubes de la taille d'une bouchée

2 tomates mûres, en purée
4 onces de crème sure
6 onces de fromage Cotija, émietté
1 piment mexicain, haché finement
Préparations
Préchauffez votre four à 390 degrés F.
Dans une casserole, chauffer 2 cuillères à soupe d'huile d'olive à feu moyen-vif. Cuisinier les poitrines de poulet pendant environ 10 minutes, en remuant fréquemment pour assurer une cuisine.
Ajoutez ensuite le piment mexicain et faites cuire jusqu'à ce qu'il ramollisse.
Ajouter les tomates en purée et continuer à cuire, partiellement couvert, de 4 à 5 minutes. Assaisonner avec un mélange d'épices mexicain. Transférer le mélange dans un plat de cuisson graissé.
Garnir de crème sure et de fromage Cotija.
Cuire au four préchauffé pendant environ 15 minutes ou jusqu'à ce qu'il soit chaud et bouillonnant.
Prendre plaisir!

15. Poulet Sauce Asiatique

(Prêt en environ 25 minutes | Portions 4)
Par portion: 367 calories; 14,7 g de matières grasses; 3,5 g de glucides; 51,2 g de protéines; 1,1 g de fibres
Ingrédients
1 cuillère à soupe d'huile de sésame
4 cuisses de poulet
1/4 tasse de vin Shaoxing
2 cuillères à soupe d'érythritol brun
1/4 tasse de sauce tomate épicée
Préparations
Chauffer l'huile de sésame dans un wok à feu moyen-vif. Faites frire le poulet jusqu'à couleur dorée; réserve.

Ajouter le vin Shaoxing pour déglacer la poêle.
Ajouter l'érythritol et la sauce tomate épicée et porter le
mélange à ébullition.
Ensuite, réduisez immédiatement le feu à moyen-doux.
Laisser mijoter environ 10 minutes jusqu'à ce que la sauce
recouvre le dos d'une cuillère.
Remettez le poulet dans le wok.
Continuez à cuire jusqu'à ce que le poulet soit collant et doré ou
environ 4 minutes.
Prendre plaisir!

16. Ragoût de canard Olla Tapada

(Prêt en environ 30 minutes | Portions 3)

Par portion: 228 calories; 9,5 g de matières grasses; 3,3 g de
glucides; 30,6 g de protéines; 1g de fibres

Ingrédients

1 poivron rouge, déveiné et haché
1 livre de poitrines de canard, désossées, sans peau et coupées
en petits morceaux
1/2 tasse de chayote, pelée et coupée en cubes
1 échalote, hachée
1 cuillère à café de mélange d'épices mexicain

Préparations

Dans une casserole en argile, chauffer 2 cuillères à café d'huile
de canola à feu moyen-vif. Faire sauter les poivrons et l'échalote
jusqu'à ce qu'ils ramollissent environ 4 minutes.
Ajouter le reste des ingrédients; verser 1 ½ tasse d'eau ou d'os
de poulet bouillon.
Une fois que votre mélange commence à bouillir, réduisez le feu
à moyen-doux. Laisser mijoter, partiellement couvert, de 18 à 22
minutes, jusqu'à ce qu'il soit bien cuit.
Prendre plaisir!

17. Poulet ranch au fromage

(Prêt en environ 20 minutes | Portions 4)

Par portion: 295 calories; 19,5 g de matières grasses; 2,9 g de glucides; 25,5 g de protéines; 0,4 g de fibres

Ingrédients

2 poitrines de poulet

1/2 cuillère à soupe de mélange d'assaisonnement ranch

4 tranches de bacon, hachées

1/2 tasse de fromage Monterey-Jack, râpé

4 onces de fromage Ricotta, température ambiante

Préparations

Préchauffez votre four à 360 degrés F.

Frottez le poulet avec le mélange d'assaisonnement ranch.

Chauffer une casserole à feu moyen-vif. Maintenant, saisissez le poulet pendant environ 8 minutes. Abaissez le poulet dans une cocotte légèrement graissée.

Garnir de fromage et de bacon et cuire au four préchauffé pendant environ 10 minutes jusqu'à ce qu'il soit chaud et bouillonnant.

Servir avec des oignons verts fraîchement ciselés, si désiré.

18. Croûte de moitié de dinde

(Prêt en environ 35 minutes | Portions 4)

Par portion: 360 calories; 22,7 g de matières grasses; 5,9 g de glucides; 32,6 g de protéines; 0,7 g de fibres

Ingrédients

1/2 livre de dinde hachée

2 tranches de bacon canadien

1 tomate, hachée

1 cuillère à soupe de mélange d'épices pour pizza

1 tasse de fromage Mozzarella, râpé

Préparations

Mélanger la dinde hachée et le fromage; assaisonner de sel et de poivre noir et mélanger jusqu'à ce que tout soit bien combiné.

Presser le mélange dans un plat de cuisson recouvert de papier d'aluminium. Cuire au four préchauffé à 380 degrés F pendant 25 minutes.

Garnir la croûte de bacon canadien, de tomates et de mélange d'épices à pizza. Continuer à cuire au four encore 8 minutes.

Laisser reposer quelques minutes avant de trancher et de servir. Bon appétit!

19. Goulache de dinde simple

(Prêt en 45 minutes environ / Portions 6)

Par portion: 220 calories; 7,4 g de matières grasses; 2,7 g de glucides; 35,5 g de protéines; 1g de fibres

Ingrédients

2 cuillères à soupe d'huile d'olive

1 gros poireau, haché

2 gousses d'ail émincées

2 livres de cuisses de dinde, sans peau, désossées et hachées

2 branches de céleri, hachées

Préparations

Dans une casserole en argile, chauffer 2 huile d'olive à feu moyen-vif. Ensuite, faites cuire les poireaux jusqu'à ce qu'ils soient tendres et translucides.

Ensuite, continuez à faire sauter l'ail pendant 30 secondes à 1 minute. Incorporer la dinde, le céleri et 4 tasses d'eau. Une fois que votre mélange commence à bouillir, laisser mijoter, partiellement couvert, pendant environ 40 minutes.

Bon appétit!

20. Fajita aux courgettes

(Prêt en environ 20 minutes | Portions 4)

Par portion: 212 calories; 9,2 g de matières grasses; 5,6 g de glucides; 26g de protéines; 1,2 g de fibres

Ingrédients

1 oignon rouge, tranché

1 cuillère à café de mélange d'assaisonnement Fajita

1 livre d'escalopes de dinde

1 courgette, en spirale

1 piment chili, haché

Préparations

Dans une poêle antiadhésive, chauffer 1 cuillère à soupe d'huile d'olive à feu moyen-vif. Cuire les escalopes de dinde de 6 à 7 minutes de chaque côté. Trancher la viande en lanières et réserver.

Faites chauffer une autre cuillère à soupe d'huile d'olive et faites revenir l'oignon et le piment jusqu'à ils sont juste tendres. Saupoudrer du mélange d'assaisonnement Fajita.

Ajouter les courgettes et la dinde réservée; laissez cuire encore 4 minutes ou jusqu'à ce que tout soit bien cuit. Servir avec 1/2 tasse de salsa, si désiré.

Prendre plaisir!

21. Les boulettes de viande de dinde les plus faciles de tous les temps

(Prêt en environ 1 heure 20 minutes | Portions 4)

Par portion: 366 calories; 27,7 g de matières grasses; 3g de glucides; 25,9 g de protéines; 0,5 g de fibres

Ingrédients

1 œuf, battu

4 oignons nouveaux, hachés finement

1/2 tasse de parmesan râpé

1 cuillère à soupe de mélange d'épices italiennes

1 livre de dinde hachée
Préparations
Bien mélanger tous les ingrédients. Rouler le mélange de dinde
en boules et placez-les au réfrigérateur pendant 1 heure.
Dans une poêle en fonte, chauffer 2 cuillères à soupe d'huile
d'olive à feu moyen-vif.
Saisir les boulettes de viande pendant 12 minutes ou jusqu'à ce
qu'elles soient bien dorées de tous les côtés.
Bon appétit!

22. Drumettes de poulet à la grecque

(Prêt en environ 30 minutes | Portions 2)
Par portion: 341 calories; 14,3 g de matières grasses; 3,6 g de
glucides; 47g de protéines; 1,1 g de fibres
Ingrédients
1 cuillère à soupe d'huile d'olive
6 olives Kalamata, dénoyautées et tranchées
1 livre de pilons de poulet
6 onces de sauce tomate
1 cuillère à café d'assaisonnement grec
Préparations
Frottez les pilons de poulet avec le mélange d'assaisonnement
grec. Dans une poêle antiadhésive, chauffer l'huile d'olive à feu
moyen-vif. Saisir le poulet pendant environ 10 minutes jusqu'à ce
qu'il soit bien doré.
Ajouter les olives et la sauce tomate. Remuer et continuer à
cuire, partiellement couvert, pendant environ 18 minutes jusqu'à
ce que tout soit bien chauffé.
Bon appétit!

23. Salade de poulet Tawook

(Prêt en environ 20 minutes | Portions 2)

Par portion: 403 calories; 18 g de matières grasses; 5,3 g de glucides; 51,6 g de protéines; 1,6 g de fibres

Ingrédients

2 poitrines de poulet

4 cuillères à soupe de vinaigre de cidre de pomme

1 tasse de tomates raisins coupées en deux

1 concombre libanais, tranché finement

2 cuillères à soupe d'huile d'olive extra vierge

Préparations

Préchauffer un gril à feu moyen-vif et huiler une grille. Griller le poulet pour environ 13 minutes, en les titillant plusieurs fois. Trancher le poulet en morceaux de la taille d'une bouchée et les transférer dans une portion bol. Ajoutez le vinaigre, les tomates, le concombre et l'huile d'olive. Lancer pour combiner bien. Servir à température ambiante ou bien frais. Bon appétit!

24. Poulet grec aux poivrons

(Prêt en environ 20 minutes | Portions 2)

Par portion: 403 calories; 31,4 g de matières grasses; 5g de glucides; 24,5 g de protéines; 1,1 g de fibres

Ingrédients

2 pilons de poulet, désossés et sans peau

2 poivrons, déveinés et coupés en deux

1 petit piment rouge, haché finement

2 cuillères à soupe d'aïoli grec

6 olives Kalamata, dénoyautées

Préparations

Frottez le poulet avec 1 cuillère à soupe d'huile d'olive extra vierge. Assaisonnez avec du sel et poivre noir au goût. Griller les pilons de poulet de 8 à 9 minutes; ajouter les poivrons et griller les pendant encore 6 minutes. Placer la viande et les poivrons dans un bol de service; ajouter le piment et le grec Aïoli. Garnir d'olives Kalamata et servir.

25. Chaudrée de poulet colorée

(Prêt en 50 minutes environ | Portions 6)

Par portion: 283 calories; 18,9 g de matières grasses; 2,6 g de glucides; 25,4 g de protéines; 0,5 g de fibres

Ingrédients

1 cuillère à soupe d'huile d'olive

6 ailes de poulet

1 tasse de légumes surgelés mélangés (céleri, oignons et poivrons)

1 cuillère à soupe de mélange d'assaisonnement pour volaille

1 œuf entier

Préparations

Chauffer l'huile d'olive dans une casserole à fond épais à feu moyen-vif. Ensuite, faire dorer le poulet pendant 10 minutes ou jusqu'à ce qu'il ne soit plus rose; mettez-les de côté.

Ensuite, faites cuire les légumes dans le jus de cuisson jusqu'à ce qu'ils soient tendres et croustillants.

Assaisonner avec le mélange d'assaisonnement pour volaille et baisser le feu à moyen-doux; continuer à mijoter pendant 40 minutes supplémentaires ou jusqu'à ce que tout soit complètement cuit.

Hachez le poulet et jetez le gras et les os.

Fouettez l'œuf dans le liquide de cuisson. Remettez le poulet réservé dans le pot.

Goûtez et rectifiez les assaisonnements.

Prendre plaisir!

26. Frittata au poulet avec fromage asiago et fines herbes

(Prêt en environ 30 minutes | Portions 4)

Par portion: 484 calories; 31,8 g de matières grasses; 5,8 g de glucides; 41,9 g de protéines; 0,7 g de fibres

Ingrédients

1 livre de poitrines de poulet, coupées en petites lanières

4 tranches de bacon

1 tasse de fromage Asiago, râpé

6 oeufs

1/2 tasse de yogourt

Préparations

Préchauffez une poêle allant au four. Ensuite, faites frire le bacon jusqu'à ce qu'il soit croustillant et réservez.

Ensuite, dans le jus de cuisson, cuire le poulet environ 8 minutes ou jusqu'à rose plus long.

Remettez le bacon réservé dans la poêle.

Dans un plat à mélanger, bien mélanger les œufs et le yogourt; assaisonner avec Mélange d'épices italiennes.

Versez le mélange d'œufs sur le poulet et le bacon.

Garnir de fromage et cuire dans le four préchauffé à 380 degrés F pendant 22 minutes jusqu'à ce qu'il soit chaud et bouillonnant.

Laisser reposer quelques minutes avant de trancher et de servir.

Bon appétit!

27. Poulet farci à la choucroute et au fromage

(Prêt en environ 35 minutes | Portions 5)

Par portion: 376 calories; 16,7 g de matières grasses; 5,8 g de glucides; 47g de protéines; 1g de fibres

Ingrédients

5 escalopes de poulet

1 tasse de fromage Romano, râpé

2 gousses d'ail émincées

5 poivrons italiens, déveinés et hachés

5 cuillères à soupe de choucroute, pour servir

Préparations

Vaporisez un plat de cuisson avec 1 cuillère à soupe d'huile d'olive. Badigeonner le poulet avec une autre cuillère à soupe d'huile d'olive.

Assaisonner le poulet avec un mélange d'épices italiennes. Vous pouvez étaler la moutarde de Dijon sur un côté de chaque escalope de poulet, si désiré.
Répartir l'ail, les poivrons et le fromage romano dans les escalopes de poulet.
Cuire au four à 360 degrés F pendant 25 à 33 minutes jusqu'à ce qu'ils soient bien dorés de tous les côtés. Servir avec la choucroute et servir.
Bon appétit!

28. Soupe à la crème de poulet

(Prêt en 40 minutes environ | Portions 5)

Par portion: 514 calories; 38 g de matières grasses; 5,4 g de glucides; 35,3 g de protéines; 0,5 g de fibres

Ingrédients

1/2 tasse de poivrons italiens, épépinés et hachés
1/2 tasse de chou vert, râpé
5 cuisses de poulet
1/2 tasse de céleri, haché
7 onces de fromage à la crème entier

Préparations

Ajouter les poivrons italiens, le chou, les cuisses de poulet et le céleri dans un grand pot en argile.
Versez 5 tasses d'eau ou de bouillon de poulet.
Couvrir partiellement et laisser mijoter à feu moyen-vif environ 30 minutes. Transférer le poulet sur une planche à découper, Râpez le poulet et remettez-le dans la casserole. Ajouter le fromage à la crème entier et remuer jusqu'à ce que tout soit bien incorporé.
Versez dans des bols de service et dégustez!

29. Ailes de poulet citronnées et ailées

(Prêt en environ 25 minutes + temps de marinade | Portions 4)

Par portion: 131 calories; 7,8 g de matières grasses; 1,8 g de glucides; 13,4 g de protéines; 0,3 g de fibres

Ingrédients

8 ailes de poulet

2 gousses d'ail émincées

1/4 tasse de poireaux, hachés

2 cuillères à soupe de jus de citron

1 cuillère à café de mélange d'épices méditerranéen

Préparations

Placez tous les ingrédients dans un plat en céramique. Couvrez et laissez reposer dans votre réfrigérateur pour 2 heures. Badigeonner les ailes de poulet de ghee fondu. Griller les ailes de poulet pendant 15 à 20 minutes, en les retournant de temps en temps pour assurer une cuisson uniforme. Prendre plaisir!

30. Salade de poulet la plus crémeuse de tous les temps

(Prêt en environ 1 heure 20 minutes | Portions 3)

Par portion: 400 calories; 35,1 g de matières grasses; 5,6 g de glucides; 16,1 g de protéines; 1g de fibres

Ingrédients

1 poitrine de poulet, sans peau

1/4 de mayonnaise

1/4 tasse de crème sure

2 cuillères à soupe de fromage cottage, température ambiante

1/2 avocat, pelé et coupé en cubes

Préparations

Faites cuire le poulet dans une casserole d'eau salée. Retirer du feu et laisser le poulet assis, couvert, dans l'eau chaude pendant 10 à 15 minutes.

Trancher le poulet en lanières de la taille d'une bouchée. Mélanger avec le reste des ingrédients. Placer au réfrigérateur pendant au moins une heure. Servir bien frais. Prendre plaisir!

31. Curry thaï de dinde

(Prêt en environ 1 heure | Portions 4)

Par portion: 295 calories; 19,5 g de matières grasses; 2,9 g de glucides; 25,5 g de protéines; 1g de fibres

Ingrédients

1 livre d'ailes de dinde, désossées et hachées

2 gousses d'ail, hachées finement

1 piment rouge thaï, émincé

1 tasse de lait de coco non sucré, de préférence fait maison

1 tasse de consommé de dinde

Préparations

Dans une casserole, réchauffez 2 cuillères à café d'huile de sésame. Une fois chaude, faire dorer la dinde environ 8 minutes ou jusqu'à ce qu'il soit doré.

Ajouter l'ail et le piment thaï et poursuivre la cuisson pendant une minute ou donc.

Ajouter le lait de coco et le consommé. Assaisonner avec du sel et du poivre noir au goût.

Poursuivre la cuisson de 40 à 45 minutes à feu moyen. Servir chaud et prendre plaisir!

32. Dinde Teriyaki au four

(Prêt en 15 minutes environ | Portions 2)

Par portion: 410 calories; 27,1 g de matières grasses; 6,6 g de glucides; 36,5 g de protéines; 1g de fibres

Ingrédients

3/4 livre de dinde hachée maigre

1 oignon brun, haché

1 poivron rouge, déveiné et haché

1 piment serrano, déveiné et haché

1/4 tasse de sauce céto teriyaki

Préparations

Cuire la dinde hachée dans la poêle préchauffée à feu moyen-vif; cuisinier pendant environ 5 minutes jusqu'à ce qu'il ne soit plus rose.

Maintenant, faites revenir l'oignon et les poivrons pendant 3 minutes de plus. Ajouter la sauce teriyaki et porter le mélange à ébullition.

Retirer immédiatement du feu; ajouter la dinde hachée cuite et mélange sauté.

Servez chaud et dégustez!

33. Dinde ranch avec sauce grecque

(Prêt en environ 20 minutes | Portions 4)

Par portion: 396 calories; 27,5 g de matières grasses; 3,9 g de glucides; 33,1 g de protéines; 1,9 g de fibres

Ingrédients

2 oeufs

1 cuillère à soupe de mélange d'assaisonnement Ranch

1/2 tasse de farine d'amande

1 livre de dinde, 1/2 pouce d'épaisseur

1/2 tasse de sauce céto grecque

Préparations

Dans un bol peu profond, fouetter les œufs avec le mélange d'assaisonnements Ranch.

Dans un autre bol peu profond, placez la farine d'amande. Trempez les tendres de dinde dans le mélange d'oeufs Ranch. Ensuite, pressez-les dans la farine d'amande; presser pour bien enrober.

Chauffer 2 cuillères à soupe d'huile d'olive dans une poêle à feu moyen-vif. Marron les offres de dinde pendant 3 à 4 minutes de chaque côté.
Servir les filets de dinde avec une sauce céto grecque.
Prendre plaisir!

34. Poulet méditerranéen aux fines herbes

(Prêt en environ 20 minutes | Portions 5)

Par portion: 370 calories; 16 g de matières grasses; 0,9 g de glucides; 51g de protéines; 0,2 g de fibres

Ingrédients

2 cuillères à soupe de beurre ramolli à température ambiante
5 cuisses de poulet, sans peau
2 oignons verts, hachés
1 cuillère à soupe de mélange d'épices méditerranéen
1 tasse de bouillon de légumes

Préparations

Dans une casserole, faire fondre 1 cuillère à soupe de beurre à feu moyen-vif. Maintenant, faire dorer les cuisses de poulet environ 10 minutes en les retournant périodiquement.
Ajouter la cuillère à soupe restante de beurre, oignons verts, épices méditerranéennes mélanger et bouillon. Lorsque votre mélange atteint l'ébullition, réduisez la température
faire mijoter.
Continuez à mijoter pendant 10 à 11 minutes jusqu'à ce que le tout soit bien cuit. Goûter et rectifier l'assaisonnement.
Bon appétit!

35. Poulet Sauce avec Vin Marsala

(Prêt en environ 20 minutes | Portions 2)

Par portion: 347 calories; 20,4 g de matières grasses; 4,7 g de glucides; 35,3 g de protéines; 1,4 g de fibres

Ingrédients
2 filets de poulet
1/4 tasse de vin marsala
1 tasse de fleurons de brocoli
1/4 de pâte de tomate
1/2 tasse de crème double

Préparations
Chauffer 1 cuillère à soupe d'huile d'olive dans une sauteuse à feu moyen-vif. Une fois que chaud, saisissez le poulet pendant 10 minutes, en les retournant une ou deux fois.
Ajouter le vin de marsala et déglacer le pot. Ajouter le brocoli et la pâte de tomate. Réduisez le feu pour laisser mijoter.
Continuez à mijoter pendant encore 5 à 7 minutes. Enfin, ajoutez le double crème. Assaisonner de paprika, de sel et de poivre noir au goût. Bon appétit!

36. Filets de dinde Italiens gastronomiques

(Prêt en environ 20 minutes | Portions 5)

Par portion: 335 calories; 12,8 g de matières grasses; 5,3 g de glucides; 47,7 g de protéines; 0,1 g de fibres

Ingrédients
2 oeufs
1 tasse de crème sure
1 cuillère à café d'assaisonnement italien
1/2 tasse de parmesan râpé
2 livres de filets de dinde

Préparations
Battre les œufs jusqu'à ce qu'ils soient mousseux et légers.
Ajouter la crème sure et continuer fouetter jusqu'à ce que pâle et bien mélangé.
Dans un autre bol, mélanger le mélange d'assaisonnements italiens et le parmesan; mélanger à bien combiner.

Trempez les filets de dinde dans le mélange d'œufs; puis enduisez-les de parmesan mélange.
Faire frire les filets de dinde dans la sauteuse graissée jusqu'à ce qu'ils soient dorés et cuits. Bon appétit!

37. Ole de salade de poulet Naga

(Prêt en environ 20 minutes + temps de refroidissement / Portions 6)

Par portion: 278 calories; 16,1 g de matières grasses; 4,9 g de glucides; 27,2 g de protéines; 0,9 g de fibres

Ingrédients

1/2 tasse de vin blanc sec

1 ½ livres de poitrines de poulet

1 piment naga espagnol, haché

1/4 tasse de mayonnaise

2 tasses de roquette

Préparations

Placez les poitrines de poulet et le vin dans une casserole profonde. Ensuite, couvrez le poulet avec de l'eau et porter à ébullition.

Lorsque votre mélange atteint l'ébullition, réduisez la température à ébullition.

Laisser mijoter, partiellement couvert, environ 13 minutes ou jusqu'à cuisson complète.

Râpez le poulet, jetez les os et le liquide de pocher. Mettre dans une salade bol et ajoutez le piment naga, la roquette et la mayonnaise dans le bol.

Ajouter les poivrons espagnols, si désiré et remuer pour bien mélanger.

Servez bien frais et dégustez!

38. Poulet chimichurri rôti au four

(Prêt en environ 40 minutes + temps de marinade | Portions 5)

Par portion: 305 calories; 14,7 g de matières grasses; 0,8 g de glucides; 27,9 g de protéines; 0,2 g de fibres

Ingrédients

1 ½ livres de filets de poulet

1/2 tasse de persil frais, haché

2 gousses d'ail émincées

1/4 tasse d'huile d'olive

4 cuillères à soupe de vinaigre de vin blanc

Préparations

Mélangez le persil, l'huile d'olive, le vinaigre et l'ail dans votre robot culinaire jusqu'à les formes de sauce lisse et uniforme. Percer le poulet avec un petit couteau.

Ajouter le poulet et la moitié de la sauce chimichurri dans un verre dosh et les laisser faire mariner 2 heures au réfrigérateur. Vaporisez un plat de cuisson avec un aérosol de cuisson antiadhésif. Placez le poulet dans le poêle à frire. Assaisonner avec du sel et du poivre noir.

Cuire au four préchauffé à 360 degrés F pendant 35 minutes ou jusqu'à ce qu'un la température interne atteint environ 165 degrés F. Servir avec la sauce chimichurri réservée.

Bon appétit!

39. Drumettes de poulet classiques à l'ail

(Prêt en environ 40 minutes + temps de marinade | Portions 5)

Par portion: 266 calories; 19,3 g de matières grasses; 0,8 g de glucides; 20,3 g de protéines; 0,2 g de fibres

Ingrédients

1/4 tasse d'aminos de noix de coco

1 cuillère à soupe d'huile d'olive

1 cuillère à soupe de vinaigre de cidre de pomme

2 gousses d'ail émincées

5 pilons de poulet
Préparations
Bien mélanger, les aminos de noix de coco, l'huile d'olive, le
vinaigre de cidre de pomme et l'ail dans un plat en verre. Laisser
mariner 2 heures au réfrigérateur Placez le poulet dans un plat
de cuisson recouvert de papier d'aluminium. Assaisonner avec
du sel et du noir Poivre à goûter.
Cuire au four préchauffé à 410 degrés F pendant 35 minutes, en
arrosant le poulet avec la marinade réservée.
Bon appétit!

40. Chili à la dinde avec fromage Monterey Jack

(Prêt en 40 minutes environ | Portions 5)
Par portion: 390 calories; 25,3 g de matières grasses; 4,8 g de
glucides; 33,7 g de protéines; 1,3 g de fibres
Ingrédients
1 ½ livre de dinde hachée
1 oignon, coupé en dés
1 tasse de sauce tomate épicée
5 onces de fromage Monterey Jack, râpé
2 poivrons italiens moyens, déveinés et tranchés
Préparations
Préchauffer une cocotte à feu moyen-vif. Faites cuire la dinde
hachée et oignon pendant 5 à 6 minutes jusqu'à ce qu'il ne soit
plus rose.
Ajoutez un peu de vin rouge pour gratter les morceaux dorés qui
collent au fond de la casserole. Incorporer les poivrons italiens
et la sauce tomate.
Lorsque votre mélange commence à bouillir, faites mijoter le
feu. Continuer à laisser mijoter, partiellement couvert, de 30 à
35 minutes. Garnir de fromage Monterey Jack et placer sous le
gril préchauffé pendant 5 minutes
jusqu'à ce qu'il soit chaud et pétillant. Prendre plaisir!

41. Dinde suisse et timbale au poivre

(Prêt en environ 30 minutes | Portions 5)

Par portion: 464 calories; 28,5 g de matières grasses; 4,5 g de glucides; 45,4 g de protéines; 0,3 g de fibres

Ingrédients

1 oignon jaune, tranché finement

1 tasse de poivrons, tranchés

1 lb de poitrine de dinde

1 tasse de crème double

1/2 tasse de fromage suisse, râpé

Préparations

Dans une casserole, chauffer 2 cuillères à café d'huile d'olive à feu moyen-vif. Faire sauter l'oignon et les poivrons jusqu'à ce qu'ils ramollissent et se réservent.

Dans la même casserole, chauffer 1 cuillère à café d'huile d'olive; maintenant, saisissez la dinde poitrines jusqu'à ce qu'elles soient bien dorées de tous les côtés.

Placer les poivrons et les oignons au fond d'un plat de cuisson légèrement graissé.

Ajoutez la poitrine de dinde sur le dessus.

Mélanger la crème double avec 1 tasse de bouillon d'os de poulet et cuillère le mélange sur les poitrines de dinde.

Cuire au four préchauffé à 360 degrés F pendant environ 18 minutes.

Garnir avec le fromage suisse et poursuivre la cuisson encore 6 minutes ou jusqu'à ce que le dessus soit pétillant et doré.

Bon appétit!

42. Souvlaki au poulet et aux légumes

(Prêt en environ 20 minutes | Portions 6)

Par portion: 200 calories; 8,1 g de matières grasses; 7g de glucides; 24,3 g de protéines; 1,3 g de fibres

Ingrédients

2 cuillères à soupe d'huile d'olive

1 cuillère à soupe de moutarde moulue sur pierre

1 lb de poulet, sans peau, désossé et coupé en cubes

2 oignons rouges, coupés en quartiers

3 poivrons, coupés en morceaux de 1 pouce

Préparations

Dans un bol à mélanger, mélanger l'huile d'olive, la moutarde et les cubes de poulet. Bruine avec 4 cuillères à soupe de sherry sec. Alternez les brochettes de poulet et de légumes et assaisonnez-les de sel et poivre noir.

Faites cuire vos souvlaki sur le gril préchauffé, en les retournant plusieurs fois pour vous assurer même cuisiner. Servir chaud.

43. Poulet italien double fromage

(Prêt en environ 20 minutes | Portions 2)

Par portion: 589 calories; 46 g de matières grasses; 5,8 g de glucides; 37,5 g Protéine; 2g de fibres

Ingrédients

2 pilons de poulet

2 tasses de bébés épinards

1 cuillère à café de mélange d'épices italiennes

1/2 tasse de fromage à la crème

1 tasse de fromage Asiago, râpé

Préparation

Dans une casserole, chauffer 1 cuillère à soupe d'huile à feu moyen-vif chaleur.

Saisir les pilons de poulet pendant 7 à 8 minutes ou jusqu'à ce qu'ils soient bien dorés de tous les côtés; réserve.

Verser 1/2 tasse de bouillon d'os de poulet; ajouter les épinards et continuer à cuire pendant 5 minutes de plus jusqu'à ce que les épinards aient fané.

Ajouter le mélange d'épices italiennes, le fromage à la crème, le fromage Asiago, et les pilons de poulet réservés; couvrir partiellement et continuer à cuire encore 5 minutes.

Servir chaud.

44. Filets de dinde Italiens gastronomiques

(Prêt en environ 20 minutes | Portions 5)

Par portion: 335 calories; 12,8 g de matières grasses; 5,3 g de glucides; 47,7 g de protéines; 0,1 g de fibres

Ingrédients

2 oeufs

1 tasse de crème sure

1 cuillère à café d'assaisonnement italien

1/2 tasse de parmesan râpé

2 livres de filets de dinde

Préparations

Battre les œufs jusqu'à ce qu'ils soient mousseux et légers.

Ajouter la crème sure et continuer fouetter jusqu'à ce que pâle et bien mélangé.

Dans un autre bol, mélanger le mélange d'assaisonnements italiens et le parmesan; mélanger à bien combiner.

Trempez les filets de dinde dans le mélange d'œufs; puis enduisez-les de parmesan mélange.

Faire frire les filets de dinde dans la sauteuse graissée jusqu'à ce qu'ils soient dorés et cuits. Bon appétit!

45. Ramen japonais traditionnel

(Prêt en environ 35 minutes | Portions 6)

Par portion: 199 calories; 13,7 g de matières grasses; 2,4 g de glucides; 14,7 g de protéines; 0,6 g de fibres

Ingrédients

1 cuillère à soupe d'huile d'arachide

1 livre de thigs de poulet

4 onces de champignons enokitake ou enoki
4 gousses d'ail hachées
2 cuillères à soupe de saké
Préparations
Réchauffer l'huile d'arachide dans une grande marmite à soupe
à feu moyen-vif. Ensuite, saisissez les cuisses de poulet pendant
environ 8 minutes, en les retournant une ou deux fois.
Ajouter 6 tasses de dashi, d'énokitake et d'ail.
Lorsque la soupe atteint l'ébullition, faites mijoter le feu.
Ensuite, laissez mijoter encore 30 minutes.
Râpez le poulet et remettez-le dans la casserole.
Verser le saké et mélanger pour combiner
bien. Goûter, rectifier les assaisonnements et servir chaud.

46. Pilon de dinde d'été

(Prêt en environ 20 minutes + temps de marinade | Portions 2)
Par portion: 388 calories; 19,5 g de matières grasses; 6g de
glucides; 42g de protéines; 1,4 g de fibres
Ingrédients
1 pilon de dinde, sans peau et sans os
1 cuillère à soupe de whisky
1/4 tasse de marinade de poulet, sans sucre ajouté
1 oignon brun, pelé et haché
1 cuillère à café de mélange d'épices méditerranéen
Préparations
Placez la dinde, la marinade et le whisky dans un plat en
céramique; ajouter 1 cuillère à soupe de moutarde moulue sur
pierre, si désiré.
Couvrir et réfrigérer 2 heures.
Ensuite, préchauffez votre gril au réglage le plus chaud.
Griller la dinde de 12 à 15 minutes de chaque côté.
Assaisonner avec méditerranéen, épicer et servir avec l'oignon
brun. Bon appétit!

47. Poulet rôti à la grecque aux herbes

(Prêt en environ 25 minutes | Portions 5)

Par portion: 218 calories; 9,1 g de matières grasses; 4,2 g de glucides; 28,6 g de protéines; 0,7 g de fibres

Ingrédients

1 ½ livres de pilons de poulet

2 cuillères à soupe d'huile d'olive

2 gousses d'ail émincées

1 oignon rouge, coupé en quartiers

1 cuillère à soupe de mélange d'épices méditerranéen

Préparations

Préchauffez votre four à 410 degrés Brosser les côtés et le fond d'un plat allant au four avec 1 cuillère à soupe d'huile d'olive.

Dans une poêle antiadhésive, chauffer la cuillère à soupe restante d'huile d'olive à feu moyen chaleur.

Saisir les pilons de poulet pendant 10 à 12 minutes en les retournant périodiquement pour assurer une cuisson uniforme.

Placez le poulet dans un plat allant au four.

Ajoutez l'ail, les épices et l'oignon rouge.

Rôtir au four préchauffé pendant environ 15 minutes ou jusqu'à ce qu'il soit bien doré Haut. Servez et dégustez !

RECETTES DES OEUFS ET PRODUITS LAITIERS

1. Salade aux œufs classique

(Prêt en environ 20 minutes | Portions 5)

Par portion: 172 calories; 14,1 g de matières grasses; 2,5 g de glucides; 8,1 g de protéines; 0,7 g de fibres

Ingrédients

7 oeufs

1/3 tasse de mayonnaise

1 tasse de radis, tranchés finement

1 poivron, haché

2 oignons verts, hachés

Préparations

Ajouter les œufs et l'eau (1 pouce au-dessus des œufs) dans une casserole et porter à ébullition. Retirer du feu et laisser reposer 15 minutes.

Ensuite, épluchez les œufs et rincez-les sous l'eau courante. Hachez les œufs et placez-les dans un bol de service.

Incorporer les oignons verts, les radis et les poivrons.

Assaisonner avec du sel et du noir Poivre à goûter. Ajouter la mayonnaise et 1 cuillère à café de moutarde moulue sur pierre, si voulu.

Remuer pour bien mélanger et servir bien frais. Bon appétit!

2. Œufs durs à l'avocat

(Prêt en 10 minutes environ | Portions 3)

Par portion: 222 calories; 17,6 g de matières grasses; 5,7 g de glucides; 12,2 g de protéines; 3,9 g de fibres

Ingrédients
1 avocat, dénoyauté et tranché
6 oeufs
1/2 cuillère à café d'aneth séché
1 cuillère à soupe de jus de citron
1/2 cuillère à café de sel casher
Préparations
Ajouter les œufs et l'eau (1 pouce au-dessus des œufs) dans une casserole et porter à ébullition. Retirer du feu et laisser reposer 15 minutes.

Épluchez les œufs et coupez-les en deux. Saupoudrez les œufs de sel et d'aneth. Vous pouvez ajouter du poivre noir et du paprika, si vous le souhaitez. Servir garni de tranches d'avocat et de jus de citron frais. Prendre plaisir!

3. Coquetiers au jambon

(Prêt en environ 30 minutes | Portions 6)

Par portion: 258 calories; 19,1 g de matières grasses; 2,8 g de glucides; 17,5 g de protéines; 0,2 g de fibres

Ingrédients
6 tranches fines de jambon
6 oeufs
4 onces de fromage à la crème
1 cuillère à café de moutarde
6 onces de fromage Colby, râpé
Préparations
Tapisser les moules à muffins de moules à cupcakes. Ajouter une tranche de jambon dans chaque moule à muffin et appuyez doucement. Dans un plat à mélanger, fouetter les œufs, le fromage à la crème et la moutarde; Assaisonnez avec du sel et poivrer au goût. Versez le mélange d'œufs dans les coupelles. Garnir du fromage râpé. Cuire au four le four préchauffé à 355 degrés F environ 27 minutes.

Garnir de 2 cuillères à soupe d'oignons verts juste avant de servir et savourer!

4. Bouchées de saucisses et de fromage pour le petit déjeuner

(Prêt en environ 20 minutes | Portions 3)

Par portion: 412 calories; 34,6 g de matières grasses; 4,7 g de glucides; 19,6 g de protéines; 0,1 g de fibres

Ingrédients

1/2 livre de saucisse à déjeuner

1/2 tasse de farine d'amande

1/2 tasse de fromage Colby, râpé

4 cuillères à soupe de fromage Romano, fraîchement râpé

1 oeuf

Préparations

Préchauffez votre four à 365 degrés F.

Bien mélanger tous les ingrédients jusqu'à ce que tout soit bien mélangé. Rouler le mélange en boules; déposer les boules sur une plaque de cuisson tapissée de papier sulfurisé.

Cuire au four préchauffé pendant environ 15 à 17 minutes.

Bon appétit!

5. Soupe au fromage célèbre

(Prêt en environ 20 minutes | Portions 5)

Par portion: 439 calories; 37g de matières grasses; 5,7 g de glucides; 19,5 g de protéines; 2g de fibres

Ingrédients

1/2 bâton de beurre, à température ambiante

4 cuillères à soupe de farine d'amande

2 ½ tasses de lait en conserve

1 cube de bouillon de poulet

2 tasses de fromage suisse, râpé

Préparations

Dans un por à fond épais, faire fondre le beurre à feu moyen-vif.
Ajoutez la farine d'amande, le lait en conserve et le cube de
bouillon de poulet, maintenant, versez dans 2 tasses d'eau tiède
et laisser mijoter, partiellement couvert, pendant 10 minutes.
Retirer du feu et incorporer le fromage. Remuer pour combiner,
couvrir et laisser il reste dans la chaleur résiduelle pendant 8 à
10 minutes. Assaisonner de sel et de poivre noir et servir dans
des bols individuels. Bon appétit!

6. Le meilleur aïoli grec de tous les temps

(Prêt en environ 10 minutes | Portions 6)

Par portion: 94 calories; 9,1 g de matières grasses; 1,3 g de
glucides; 1,5 g de protéines; 0,2 g de fibres

Ingrédients

2 jaunes d'œuf

1 cuillère à café de mélange d'assaisonnement grec

1 cuillère à café d'ail

1 cuillère à soupe de jus de citron

1/2 tasse d'huile d'olive extra vierge

Préparations

Battre les jaunes d'œufs jusqu'à ce qu'ils soient pâles et
mousseux.

Incorporer le mélange d'assaisonnement grec, l'ail et le jus de
citron; assaisonner avec du sel et poivre noir. Incorporer 1
cuillère à café de moutarde, si désiré.

Ensuite, continuez à mélanger jusqu'à ce que tout soit bien
mélangé.

Incorporer progressivement l'huile en un jet régulier. Mélanger
jusqu'à ce que le mélange soit émulsionné.

Conservez bien au réfrigérateur jusqu'à 10 jours.

7. Salade aux œufs pour le petit-déjeuner

(Prêt en environ 15 minutes | Portions 4)

Par portion: 474 calories; 37,1 g de matières grasses; 6,8 g de glucides; 28g de protéines; 4g de fibres

Ingrédients

4 œufs

1 concombre libanais, tranché

4 tasses de laitue, brisée en morceaux

1 avocat, dénoyauté, pelé et tranché

8 onces de fromage de chèvre, émietté

Préparations

Faites chauffer 2 cuillères à soupe d'huile de canola dans une poêle à feu vif. Ensuite, casser les œufs dans l'huile et les faire frire 1 à 2 minutes ou jusqu'à ce que les jaunes sont fixés; mettre de côté.

Mélanger le concombre libanais et la laitue dans un bol de service. Placez les œufs au plat et avocat sur le dessus. Garnir de fromage émietté et servir.

8. Oeufs faciles dans une tasse

(Prêt en environ 5 minutes | Portions 1)

Par portion: 142 calories; 9,4 g de matières grasses; 2,5 g de glucides; 12,1 g de protéines; 0,1 g de fibres

Ingrédients

2 oeufs

Sel feuilleté, au goût

1/4 cuillère à café de poivre noir moulu

2 cuillères à soupe de lait

Préparations

Dans une tasse allant au micro-ondes, fouettez légèrement les œufs; ajouter le lait et fouetter jusqu'à ce que bien mélangé. Faites cuire les œufs au micro-ondes pendant environ 1 minute et demie. Assaisonner de sel et de poivre noir au goût et servir immédiatement.

9. Soufflé à la saucisse et au fromage

(Prêt en environ 55 minutes | Portions 8)

Par portion: 348 calories; 28,7 g de matières grasses; 4,5 g de glucides; 17,6 g de protéines; 0,3 g de fibres

Ingrédients

8 onces de saucisse chorizo, tranchée

4 oignons verts, hachés

8 onces de fromage à la crème

10 oeufs

1 tasse de fromage suisse, râpé

les directions

Préchauffer une poêle allant au four à feu moyen. Maintenant, faites dorer la saucisse pendant 5 minutes en le brisant avec une large spatule.

Incorporer les oignons verts et continuer à faire sauter encore 3 minutes. Assaisonner avec sel et poivre noir à votre goût.

Dans un plat à mélanger, mélanger le fromage à la crème et les œufs. Versez le mélange d'oeufs dans la poêle allant au four.

Transférer la poêle dans le four préchauffé. Cuire au four à 365 degrés F pendant environ 30 minutes.

Garnir de fromage suisse et poursuivre la cuisson encore 7 minutes ou jusqu'à ce que le fromage est chaud et pétillant.

Bon appétit!

10. Bombay Masala Frittata

(Prêt en 40 minutes environ | Portions 5)

Par portion: 306 calories; 27g de matières grasses; 4g de glucides; 12g de protéines; 0,2 g de fibres

Ingrédients

1 oignon jaune, tranché

1 cuillère à café de Garam masala

8 oeufs

2 cuillères à soupe de lait

8 onces de fromage à la crème

Préparations

Graisser un plat allant au four avec 1 cuillère à soupe de beurre.

Faire fondre 1 cuillère à soupe de beurre dans une poêle à feu moyen-vif. Faire sauter l'oignon jusqu'à ce qu'il soit juste tendre et aromatique.

Ajouter le Garam masala et verser le mélange dans la cuisson préparée la poêle.

Dans un bol, fouettez les œufs, le lait et le fromage à la crème. Verser le mélange d'œufs dans le plat de cuisson.

Cuire au four préchauffé à 360 degrés F pendant 30 minutes ou jusqu'à cuisson complète. Prendre plaisir!

11. Frittata aux herbes méditerranéennes

(Prêt en environ 30 minutes | Portions 4)

Par portion: 394 calories; 30,5 g de matières grasses; 6,1 g de glucides; 23,1 g de protéines; ; 0,6 g de fibres

Ingrédients

6 oeufs

2 onces de bacon, haché

1 cuillère à café d'herbes méditerranéennes

1/2 tasse d'oignons rouges, pelés et tranchés

8 onces de fromage Feta, émietté

Préparations

Commencez par préchauffer un four à 365 degrés F.Bossez un plat de cuisson avec un spray antiadhésif.

Mélanger les œufs, le bacon, les herbes et l'oignon jusqu'à ce que le tout soit bien mélangé; assaisonner avec le sel et poivre noir.

Versez le mélange dans le plat de cuisson préparé.

Cuire au four pendant 15 minutes jusqu'à ce que les œufs soient pris. Répartir le fromage feta sur le dessus et continuez à cuire encore 5 minutes. Prendre plaisir!

12. Œufs brouillés au bacon canadien

(Prêt en 15 minutes environ | Portions 2)

Par portion: 326 calories; 13,3 g de matières grasses; 5,2 g de glucides; 46 g de protéines; 0,7 g de fibres

Ingrédients

2 tranches (1 once) de bacon canadien

8 tomates cerises, coupées en deux

4 œufs

Sel, pour assaisonner

1/4 cuillère à café de poivre noir moulu

Préparations

Cuire le bacon canadien à feu moyen-vif jusqu'à ce qu'il soit tendre et croustillant.

Ensuite, faites frire les œufs dans la graisse de bacon jusqu'à ce que les jaunes soient pris. Assaisonner avec le sel et poivre.

Servir avec le bacon réservé et les tomates cerises.

Bon appétit!

13. Œufs farcis au thon

(Prêt en environ 15 minutes | Portions 4)

Par portion: 112 calories; 4,7 g de matières grasses; 2,3 g de glucides; 14,5 g de protéines; 0,5 g de fibres

Ingrédients

4 œufs

1 boîte (6 onces) de thon, égoutté

1/2 oignon rouge, haché

4 cuillères à café de fromage cottage, température ambiante

1 cuillère à soupe de moutarde de Dijon

Préparations

Dans une casserole, porter à ébullition les œufs et l'eau; chauffer. Laissez-le reposer pendant environ 10 minutes.

Ensuite, décollez les coquilles et séparez les blancs et les jaunes d'œufs.

Écrasez les jaunes avec le thon, les oignons, le fromage et la moutarde. Saupoudrer de sel et du poivre noir, si désiré.

Répartir le mélange dans les blancs d'œufs et servir bien frais.

14. Chou-fleur Keto

(Prêt en 15 minutes environ | Portions 5)

Par portion: 285 calories; 23,2 g de matières grasses; 4,6 g de glucides; 14,2 g de protéines; 1,1 g de fibres

Ingrédients

3 cuillères à soupe de beurre ramolli

Fleurons de chou-fleur 1/2 livre

2 tasses de fromage Romano, râpé

2 cuillères à café de poudre de cosse de psyllium

1 oignon jaune, émincé

Préparations

Faites cuire le chou-fleur à la vapeur et mélangez-le jusqu'à ce qu'il ressemble à une purée de pommes de terre.

Ensuite, mélangez la purée de chou-fleur avec l'oignon jaune, le fromage et le psyllium poudre de balle. Rouler le mélange en boules.

Faire fondre le beurre dans une poêle à feu moyen-vif. Ensuite, faites cuire vos tout-petits jusqu'à ce qu'ils soient dorés de tous les côtés. Bon appétit!

15. Mayo facile à la maison

(Prêt en environ 10 minutes | Portions 8)

Par portion: 257 calories; 28,1 g de matières grasses; 1,1 g de glucides; 0,8 g de protéines; 0,1 g de fibres

Ingrédients

1/2 cuillère à café de moutarde moulue sur pierre

1 cuillère à café d'ail en poudre

1 tasse d'huile d'olive

2 cuillères à soupe de jus de citron

2 jaunes d'oeuf

Préparations

Battez les jaunes d'œufs, la moutarde et l'ail en poudre au batteur à main. Ajouter dans le sel, poivre noir et jus de citron et continuer à mélanger jusqu'à ce que le tout soit bien mélangé.

Versez progressivement l'huile, en mélangeant continuellement jusqu'à ce que la consistance désirée soit atteint.

Goûtez pour l'assaisonnement, puis ajoutez un peu de sel ou de jus de citron si nécessaire. Prendre plaisir!

16. Tortilla mexicaine au fromage

(Prêt en environ 15 minutes | Portions 4)

Par portion: 205 calories; 16,4 g de matières grasses; 3,2 g de glucides; 11,5 g de protéines; 0,2 g de fibres

Ingrédients

2 cuillères à soupe de lait entier

2 oeufs

4 onces de fromage Cotija, tranché

1/2 tasse de farine d'amande

1 cuillère à café de levure chimique

Préparations

Fouettez le lait et les œufs jusqu'à ce qu'ils soient mousseux et pâles.

Dans un autre bol, mélanger la farine d'amande avec la levure chimique; saupoudrer avec le sel au goût.

Ajouter le mélange d'œufs au mélange de farine et mélanger à nouveau.

Cuire chaque tortilla 2 minutes de chaque côté. Répétez jusqu'à ce que vous n'ayez plus Battre. Garnir de fromage Cotija et servir. Dévorer!

17. Taboulé de petit-déjeuner préféré

(Prêt en environ 20 minutes | Portions 3)

Par portion: 204 calories; 8,6 g de matières grasses; 8,6 g de glucides; 13,7 g de protéines; 2,8 g de fibres

Ingrédients

6 œufs battus

1 échalote, tranchée

2 tasses de riz au chou-fleur

1 poivron, épépiné et tranché

1/2 tasse de tomates cerises, coupées en deux

Préparations

Faire fondre 1 cuillère à soupe de beurre dans une poêle allant au four à feu moyen-vif.

Faites cuire le riz au chou-fleur pendant 5 à 6 minutes ou jusqu'à
ce qu'il soit ramolli. Incorporer échalote et poivron et poursuivre
la cuisson 4 minutes de plus.
Versez les œufs battus sur les légumes et faites cuire jusqu'à ce
que les œufs soient pris; ne pas trop cuire les œufs.
Garnir de tomates cerises et placer sous le gril préchauffé
pendant 5 minutes. Goûtez et rectifiez les assaisonnements.
Bon appétit!

18. Œufs farcis au bacon

(Prêt en environ 15 minutes | Portions 6)

Par portion: 293 calories; 22,3 g de matières grasses; 4,8 g de
glucides; 18,6 g de protéines; 0,8 g de fibres

Ingrédients

10 oeufs

1 cuillère à soupe de moutarde de Dijon

1 poivron rôti, haché

1/3 tasse de fromage cottage

4 onces de bacon, coupé en dés

Préparations

Cuire le bacon dans une poêle antiadhésive à feu moyen-
vif; réserve.

Cuire les œufs dans une petite casserole et porter à
ébullition. Retirer du feu et laissez reposer, couvert, pendant
environ 10 minutes.

Ensuite, épluchez les œufs et séparez les blancs et les jaunes
d'œufs.

Mélangez les jaunes d'œufs avec le bacon réservé, le poivron, la
moutarde et le fromage.

Assaisonner avec le sel et le poivre noir au goût.

Répartir la garniture entre les blancs d'œufs et servir bien frais.

Dévorer!

19. Soupe au fromage suisse et à l'oignon

(Prêt en 15 minutes environ | Portions 2)

Par portion: 365 calories; 27,2 g de matières grasses; 6,6 g de glucides totaux; 21g de protéines; 0,8 g Fibre

Ingrédients

2 cuillères à soupe de ghee, à température ambiante

1/2 tasse d'échalotes, hachées

1/2 tasse de soupe à l'oignon

1 tasse de yaourt

4 onces de fromage suisse, râpé

Préparations

Faire fondre le ghee dans une casserole à fond épais à feu moyen-vif; faire sauter le échalotes jusqu'à tendreté ou environ 4 minutes.

Versez la crème de soupe à l'oignon avec 1/2 tasse d'eau. Réduisez la chaleur mijoter; puis, laissez cuire de 10 à 12 minutes ou jusqu'à ce que le tout soit bien chaud.

Retirer du feu et incorporer le yogourt et le fromage suisse. Mélanger jusqu'à tout est parfaitement combiné.

Bon appétit!

20. Muffins au bacon et au chou frisé

(Prêt en environ 25 minutes | Portions 4)

Par portion: 384 calories; 29,8 g de matières grasses; 5,1 g de glucides; 24g de protéines; 1,1 g de fibres

Ingrédients

1/2 tasse de bacon

1 tasse de chou frisé

1 tasse de pâte de tomate à l'ail et l'oignon

6 oeufs

1 tasse de fromage Asiago, râpé

Préparations

Préchauffez votre four à 380 degrés F.

Ensuite, faites cuire le bacon de 3 à 4 minutes à température maximale; réserve. Ajouter dans le chou frisé, la pâte de tomate, les œufs et le fromage Asiago. Ajouter le bacon réservé

Verser la pâte dans des moules à muffins légèrement graissés; puis cuire au four pendant 15 minutes ou jusqu'à ce que les bords soient dorés. Bon appétit!

21. Omelette grecque facile

(Prêt en environ 15 minutes | Portions 6)

Par portion: 266 calories; 20,3 g de matières grasses; 5,7 g de glucides; 14,8 g de protéines; 0,9 g de fibres

Ingrédients

8 oeufs

1 poireau de taille moyenne, haché

2 tasses de fleurons de brocoli

4 cuillères à soupe de crème sure

1/2 tasse de fromage feta grec, émietté

Préparations

Faire fondre 2 cuillères à soupe de beurre dans une poêle antiadhésive à feu moyen-vif. Maintenant, faire revenir les poireaux et le brocoli jusqu'à ce qu'ils soient juste tendres.

Fouettez la crème sure et les œufs avec le mélange d'assaisonnement grec. Cuillère le mélange crème / œuf dans la poêle.

Cuire de 5 à 6 minutes jusqu'à ce que les œufs soient complètement pris. Garnir de feta grecque fromage et servir chaud!

22. Frittata aux tomates méditerranéennes

(Prêt en environ 35 minutes | Portions 4)

Par portion: 299 calories; 22,4 g de matières grasses; 3,4 g de glucides; 19,6 g de protéines; 0,2 g de fibres

Ingrédients

6 oeufs

1/3 tasse de yogourt à la grecque

2 oignons verts, hachés

1 tomate, tranchée

2/3 tasse de fromage cheddar, râpé

Préparations

Préchauffez votre four à 360 degrés F. Beurrez un moule à tarte et mettez-le de côté.

Mélangez bien le yogourt à la grecque et les oignons verts. Cuillère le mélange dans la casserole préparée. Garnir avec les tranches de tomates. Répartissez le fromage sur le dessus. Cuire au four environ 30 minutes ou jusqu'à ce que les bords semblent cuits. Couper en quatre les coins et servir.

23. Flan à la noix de coco de maman

(Prêt en environ 55 minutes | Portions 4)

Par portion: 318 calories; 32,3 g de matières grasses; 4,9 g de glucides; 5,5 g de protéines; 0,2 g de fibres

Ingrédients

2 oeufs

1/2 tasse d'érythritol granulé

1/2 cuillère à soupe d'extrait de vanille

20 onces de lait de coco en conserve

1/4 tasse de noix de coco, râpée, non sucrée

Préparations

Préchauffez votre four à 335 degrés F; spritz 4 tasses à crème avec antiadhésif un enduit à cuisson et placez-les dans un grand plat allant au four.

Ensuite, fouettez les œufs jusqu'à ce qu'ils soient pâles et mousseux.

Ajouter l'érythritol, la vanille et le lait de coco, ajouter une pincée de gros sel de mer aussi; fouetter jusqu'à ce que tout soit bien mélangé et verser dans la crème anglaise préparée tasses.

Versez de l'eau bouillante dans les moules à pâtisserie autour des tasses. Cuire au four de 45 à 50 minutes ou jusqu'à ce qu'un couteau de table inséré au milieu en ressorte propre.

Réfrigérer jusqu'au moment de servir. Secouez doucement le moule pour libérer et garnir avec noix de coco râpée. Dévorer!

24. Tortilla espagnole au fromage

(Prêt en environ 30 minutes | Portions 4)

Par portion: 324 calories; 24,2 g de matières grasses; 5,2 g de glucides; 20,2 g de protéines; 0,5 g de fibres

Ingrédients

1/2 tasse de poireaux, hachés

1 poivron espagnol, haché

1/4 tasse de lait

5 œufs battus

1 tasse de fromage Manchego, râpé

Préparations

Faire fondre 1 cuillère à soupe de beurre dans une casserole à feu moyen-vif. Maintenant,

cuire les poireaux et le poivre espagnol jusqu'à ce qu'ils soient ramollis.

Assaisonner de sel et de poivre noir fraîchement moulu. Verser le mélange sauté dans un plat de cuisson beurré.

Dans un bol, fouettez le lait et les œufs jusqu'à ce qu'ils soient pâles et mousseux. Versez le mélange dans le plat de cuisson préparé.
Garnir de fromage Manchego et cuire au four préchauffé à 365 degrés F pendant 23 à 25 minutes.
Laisser refroidir sur du foin filaire pendant environ 10 minutes avant de couper et de servir.
Prendre plaisir!

25. Salade aux œufs russes

(Prêt en 15 minutes environ + temps de refroidissement / Portions 6)

Par portion: 164 calories; 11,5 g de matières grasses; 5,7 g de glucides; 9,5 g de protéines; 0,9 g de fibres

Ingrédients

6 œufs de taille moyenne
2 cuillères à soupe de mayonnaise
4 onces de fromage cheddar, râpé
1/2 tasse de crème sure
4 tasses de bébés épinards

Préparations

Faites cuire les œufs dans une petite casserole. Laissez reposer, couvert, pendant environ 10 minutes.
Lorsqu'elles sont suffisamment froides pour être manipulées, décollez les coquilles; rincer, hacher les œufs et placez-les dans un bol de service.
Incorporer les ingrédients restants. Garnir de 4 cuillères à soupe d'oignons verts et servez bien frais.

26. Mini frittatas au fromage avec saucisse

(Prêt en environ 35 minutes | Portions 6)

Par portion: 287 calories; 23,7 g de matières grasses; 1,9 g de glucides; 16,1 g de protéines; 0,2 g de fibres

Ingrédients

5 oeufs

1/3 tasse de crème double

6 onces de saucisse de porc, tranchée

1 poivron, haché

1 1/3 tasse de fromage de chèvre, émietté

Préparations

Commencez par préchauffer votre four à 360 degrés F.

Cuire la saucisse et le poivron dans une poêle antiadhésive préchauffée sur un chaleur modérée.

Dans un bol à mélanger, mélanger les œufs et la crème fraîche; incorporer le mélange poivre / saucisse. Assaisonnez de sel et de poivre noir à votre goût.

Versez le mélange dans des moules à muffins tapissés de papier d'aluminium et faites cuire environ 20 minutes.

Garnir de fromage de chèvre et cuire au four environ 6 minutes ou jusqu'à ce qu'il soit légèrement doré sur les bords.

Bon appétit!

27. Œufs brouillés crémeux à la française

(Prêt en environ 15 minutes | Portions 3)

Par portion: 257 calories; 21,1 g de matières grasses; 0,9 g de glucides; 12,6 g de protéines; 0,1 g de fibres

Ingrédients

1 cuillère à soupe de beurre, à température ambiante

6 gros œufs

4 cuillères à soupe de crème fraîche

1/4 cuillère à café de poivre noir moulu

Sel de mer, au goût

Préparations

Battez les œufs avec un fouet jusqu'à ce qu'ils soient mousseux ou que les jaunes et les blancs soient complètement incorporés les uns dans les autres.

Ensuite, faites fondre le beurre dans une poêle à feu moyen-vif. Versez l'oeuf mélange dans la poêle. Donnez-lui un tourbillon rapide pour répartir les œufs uniformément à travers la poêle.

Remuer jusqu'à ce que juste pris ou environ 8 minutes.

Assaisonner de poivre noir et de sel; plier dans la crème fraîche et retirer immédiatement du feu. Prendre plaisir!

28 Soupe au fromage à la bière

(Prêt en environ 20 minutes | Portions 4)

Par portion: 391 calories; 34,1 g de matières grasses; 3,9 g de glucides; 14,8 g de protéines; 0,4 g de fibres

Ingrédients

1/2 tasse de bière

1 tasse de crème épaisse

2 cuillères à soupe de beurre

1/2 livre de fromage Pepper-Jack, râpé

1/2 tasse d'oignons verts, hachés

Préparations

Faire fondre le beurre dans une casserole à fond épais à feu moyen-vif. Faire sauter les oignons verts pendant environ 4 minutes.

Verser 2 ½ tasses de bouillon d'os de bœuf et porter à ébullition rapide. Ajouter l'ail poudre si vous le souhaitez et baisser la température à moyen-doux.

Ajouter la bière et la crème épaisse et laisser mijoter pendant 10 à 12 minutes plus ou jusqu'à cuisson complète.

Ensuite, incorporer le fromage Pepper-Jack et bien mélanger. Laissez-le reposer, couvert, jusqu'à ce que le fromage est fondu et incorporé. Prendre plaisir!

29. Choux de Bruxelles rôtis au fromage colby

(Prêt en environ 25 minutes | Portions 4)

Par portion: 202 calories; 16,3 g de matières grasses; 5,8 g de glucides; 8,8 g de protéines; 2,3 g de fibres

Ingrédients

2 cuillères à soupe d'huile de sésame

3/4 livre de choux de Bruxelles, nettoyés et coupés en deux

6 onces de fromage Colby, râpé

1 cuillère à café de flocons de persil séché

1 brin de thym séché

Préparations

Préchauffez votre four à 395 degrés F.Bossez un plat de cuisson avec un antiadhésif vaporisateur.

Placez les choux de Bruxelles sur le plat de cuisson et arrosez-les de sésame pétrole.

Mélanger avec le persil et le thym; saupoudrer de sel et de poivre noir sur votre aimer. Rôtir environ 15 minutes ou jusqu'à ce qu'ils soient tendres et carbonisés autour du bords.

Garnir de fromage râpé et rôtir encore 5 minutes. Dévorer!

30. Œufs épicés simples et rapides

(Prêt en environ 15 minutes | Portions 3)

Par portion: 317 calories; 24,3 g de matières grasses; 4,2 g de glucides; 19g de protéines; 0,4 g de fibres

Ingrédients

2 oignons verts, hachés

1 cuillère à soupe d'huile d'olive
1/2 cuillère à café de poudre de chili
1/3 tasse de lait entier
6 oeufs
Préparations
Chauffer l'huile d'olive dans une poêle à feu moyen-vif. Cuire les oignons verts jusqu'à ce qu'ils soient tendres et aromatiques environ 3 minutes.
Dans un plat à mélanger, fouettez le lait, les œufs et la poudre de chili. Assaisonner avec le sel et du poivre noir à votre goût.
Verser le mélange d'œufs dans la poêle; secouer la casserole pour étaler le mélange uniformément.
Faites cuire les œufs environ 5 minutes. Goûter, rectifier les assaisonnements et servir immédiatement.

31. Brouillage grec facile

(Prêt en 10 minutes environ | Portions 3)
Par portion: 313 calories; 25,3 g de matières grasses; 2g de glucides; 18,8 g de protéines; 0,2 g de fibres
Ingrédients
2 cuillères à soupe de beurre
1 cuillère à café d'herbes méditerranéennes
6 oeufs
4 cuillères à soupe de yogourt grec
3 onces de fromage halloumi, émietté
Préparations
Dans une poêle, faites fondre le beurre à feu moyen.
Dans un bol à mélanger, mélanger les herbes méditerranéennes, les œufs et le yogourt grec.
Versez le mélange dans la poêle et faites cuire, en remuant continuellement, pendant 5 à 6 minutes jusqu'à ce que le caillé crémeux se forme.
Garnir de fromage halloumi et servir chaud!

32. Salade d'œufs épicée à la crème

(Prêt en 15 minutes environ | Portions 2)

Par portion: 398 calories; 35,2 g de matières grasses; 5,5 g de glucides; 14,6 g de protéines; 1g de fibres

Ingrédients

3 oeufs

1/4 tasse de mayonnaise

1 cuillère à café de moutarde de Dijon

1/4 tasse d'oignons verts, hachés

1 piment jalapeno, épépiné et émincé

Préparations

Cuire les œufs dans une petite casserole et porter à ébullition. Chauffez et laissez-le reposer, couvert, pendant 10 à 11 minutes.

Lorsqu'elles sont suffisamment froides pour être manipulées, décollez les coquilles. Hacher les œufs et placez-les dans un joli bol de service.

Ajouter la mayonnaise, la moutarde de Dijon, les oignons verts et le piment jalapeno.

Saupoudrer de paprika sur la salade si désiré. Dévorer!

33. Tortillas de style restaurant au fromage

(Prêt en 10 minutes environ | Portions 2)

Par portion: 393 calories; 31,7 g de matières grasses; 5,1 g de glucides; 22,8 g de protéines; 1,6 g de fibres

Ingrédients

2 cuillères à soupe de farine de graines de lin

1 cuillère à soupe de farine d'amande

2 oeufs

2 cuillères à soupe de lait entier

3 onces de fromage cheddar, tranché

Préparations

Mélanger la farine de graines de lin et la farine d'amande; saupoudrer de levure chimique et mélanger à nouveau.

Dans un autre bol, fouettez les œufs et le lait jusqu'à ce qu'ils soient pâles et mousseux; ajoute ce mouillé mélange au mélange de farine sèche. Mélangez jusqu'à ce que tout soit bien mélangé.

Faites cuire vos tortillas à feu moyen-vif 2 minutes de chaque côté. Garnir de fromage cheddar, les rouler et servir tout de suite!

34. Omelette grecque aux oignons verts

(Prêt en environ 15 minutes | Portions 3)

Par portion: 224 calories; 16,3 g de matières grasses; 2,8 g de glucides; 15,8 g de protéines; 0,3 g de fibres

Ingrédients

1 cuillère à soupe de beurre

2 oignons verts, hachés

6 oeufs

2 cuillères à soupe de yogourt à la grecque

3 cuillères à soupe de fromage feta, émietté

Préparations

Faire fondre le beurre dans une sauteuse à feu moyen-vif. Faire sauter les oignons verts jusqu'à ce qu'ils soient tendres et parfumés.

Dans un bol à mélanger, fouettez les œufs et le yogourt grec. Verser le mélange d'œufs dans la sauteuse et cuire jusqu'à ce que les œufs aient pris mais le centre tremble un peu. Retourner de l'autre côté et garnir de fromage feta. Pliez doucement en deux et servez chaud.

Bon appétit!

35. Bombes grasses de chou-fleur

(Prêt en environ 35 minutes | Portions 4)

Par portion: 168 calories; 10,9 g de matières grasses; 3,5 g de glucides; 13,9 g de protéines; 1,1 g de fibres

Ingrédients

1/2 livre de chou-fleur, coupé en bouquets

2 œufs battus

1/4 tasse de farine d'amande

1/2 tasse de fromage Romano, râpé

1/2 tasse de couenne de porc, écrasée

Préparations

Cuire le chou-fleur à la vapeur jusqu'à ce qu'il ramollisse et bien égoutter. Ensuite, mélangez le chou-fleur avec le reste des ingrédients.

Rouler le mélange en petites boules et les déposer sur une plaque à pâtisserie tapissée de papier d'aluminium.

Cuire au four préchauffé à 355 degrés F pendant environ 25 minutes. Prendre plaisir!

36. Poivrons farcis au fromage

(Prêt en environ 25 minutes | Portions 4)

Par portion: 140 calories; 9,8 g de matières grasses; 6,4 g de glucides; 7,8 g de protéines; 0,9 g de fibres

Ingrédients

4 poivrons d'été, divinés et coupés en deux

2 onces de fromage mozzarella, émietté

2 cuillères à soupe de yogourt à la grecque

4 onces de fromage à la crème

1 gousse d'ail émincée
Préparations
Faites bouillir les poivrons jusqu'à ce qu'ils soient juste tendres.
Mélangez bien le fromage, le yogourt et l'ail. Farcissez vos
poivrons avec ce remplissage. Placez les poivrons farcis dans
un plat de cuisson recouvert de papier d'aluminium.
Cuire au four préchauffé à 365 degrés F pendant environ 10
minutes. Bon appétit!

37. Sandwichs Italiens aux courgettes

(Prêt en 10 minutes environ | Portions 2)
Par portion: 352 calories; 26,5 g de matières grasses; 6,6 g de
glucides totaux; 22,1 g de protéines; 0,6 g
Fibre
Ingrédients
4 fines tranches de courgettes, coupées dans le sens de la
longueur
2 oeufs
4 tranches de Sopressata
2 tranches de fromage provolone
1 poivron rouge, tranché finement
Préparations
Faire fondre 1 cuillère à soupe de beurre dans une poêle à feu
moyen-vif. Ensuite, faire frire les œufs environ 5 minutes.
Placer une tranche de courgette sur chaque assiette. Ajouter le
fromage, la Sopressata et poivrons sur le dessus; Assaisonner
avec du sel et du poivre noir au goût.
Ajouter les œufs au plat et garnir des tranches de courgettes
restantes. Bon appétit!

38. Salade crémeuse aux œufs à l'aneth

(Prêt en environ 20 minutes + temps de refroidissement / Portions 3)

Par portion: 212 calories; 19,4 g de matières grasses; 0,9 g de glucides; 7,6 g de protéines; 0,2 g de fibres

Ingrédients

4 œufs, pelés et hachés

1 oignon vert, haché

1 cuillère à soupe d'aneth frais haché

1 cuillère à café de moutarde de Dijon

4 cuillères à soupe de mayonnaise

Préparations

Ajouter les œufs et l'eau dans une casserole et porter à ébullition; retirer du feu.

Laisser les œufs reposer, couverts, pendant environ 11 minutes. Épluchez et rincez les œufs sous l'eau courante. Ensuite, hachez les œufs et transférez les dans un joli saladier; incorporer les oignons verts, l'aneth, la moutarde et la mayonnaise.

Goûtez et assaisonnez de sel et de poivre. Prendre plaisir!

39. Œufs au fromage de chèvre

(Prêt en 10 minutes environ / Portions 2)

Par portion: 287 calories; 22,6 g de matières grasses; 1,3 g de glucides 19,8 g de protéines; 0g de fibres

Ingrédients

4 œufs battus

2 cuillères à café de ghee, température ambiante

1 cuillère à café de paprika

Sel de mer et poivre noir moulu, au goût

4 cuillères à soupe de fromage de chèvre

Préparations

Dans une poêle, faites fondre le ghee à feu moyen. Ensuite,
faites cuire les œufs, couvert, pendant environ 4 minutes.
Incorporer le fromage de chèvre, le paprika, le sel et le poivre
noir; continuer à cuire pendant 2 à 3 minutes de plus ou jusqu'à
cuisson complète.
Goûtez et rectifiez les assaisonnements. Prendre plaisir!

40. Chips au double fromage célèbres

(Prêt en environ 10 minutes | Portions 6)

**Par portion: 148 calories; 11,7 g de matières grasses; 1,1 g de
glucides; 9,4 g de protéines; 0,2 g de fibres**

Ingrédients

3/4 tasse de fromage Romano, râpé

1 cuillère à soupe d'assaisonnement italien

1 tasse de fromage Asiago, râpé

Préparations

Commencez par préchauffer votre four à 360 degrés F.

Mélangez les ingrédients dans un bol. Cuillère à soupe des tas
de mélanger sur des plaques à pâtisserie tapissées de papier
d'aluminium.

Cuire au four préchauffé environ 7 minutes jusqu'à ce qu'ils
soient dorés sur les bords.

Transférez les chips de fromage sur du papier absorbant et
laissez-les refroidir jusqu'à ce qu'elles soient croustillantes.
Prendre plaisir!

41. Omelette italienne classique

(Prêt en environ 15 minutes | Portions 3)

**Par portion: 481 calories; 43,3 g de matières grasses; 4,8 g de
glucides; 17,2 g de protéines; 0,6 g de fibres**

Ingrédients

3 onces de bacon, coupé en dés

1 poivron italien, haché

6 œufs, battus

1 cuillère à café d'assaisonnement italien

1/2 tasse de fromage de chèvre, râpé

les directions

Préchauffer une poêle à feu moyen-vif. Maintenant, faites frire le bacon jusqu'à ce qu'il soit croustillant ou 3 à 4 minutes; mettre de côté.

Incorporer le poivre italien et continuer à faire sauter pendant 2 minutes de plus ou jusqu'à ce que juste tendre et parfumé.

Versez les œufs dans la poêle.

Saupoudrer du mélange d'assaisonnement italien; ajouter le sel et le poivre noir à goûter et cuire jusqu'à ce que les œufs soient ser. Garnir du bacon et du fromage de chèvre réservés.

.

Glissez votre omelette sur des assiettes et servez. Bon appétit!

42. Salade d'œufs aux anchois

(Prêt en environ 15 minutes + temps de refroidissement / Portions 3)

Par portion: 329 calories; 23,4 g de matières grasses; 2,6 g de glucides; 25g de protéines; 0,3 g de fibres

Ingrédients

3 onces d'anchois en flocons

5 oeufs

2 cuillères à soupe de mayonnaise

1 cuillère à café de moutarde de Dijon

2 cuillères à soupe de fromage Ricotta

fromage

Ajouter les œufs et l'eau dans une casserole et porter à ébullition; retirer du feu.

Laisser les œufs reposer, couverts, pendant environ 11 minutes.

Ensuite, épluchez les œufs et rincez-les sous l'eau courante Ensuite, transférez les oeufs hachés dans un saladier. Ajouter le reste des ingrédients, remuer doucement pour combiner et déguster!

43. Muffins Keto classiques

(Prêt en environ 20 minutes | Portions 4)

Par portion: 292 calories; 23,1 g de matières grasses; 5,4 g de glucides; 16,4 g de protéines; 3,3 g de fibres

Ingrédients

4 onces de fromage cheddar, râpé

6 cuillères à soupe de farine d'amande

2 cuillères à soupe de farine de lin

4 œufs

1/4 cuillère à café de bicarbonate de soude

Préparations

Commencez par préchauffer un four à 355 degrés F

Bien mélanger tous les ingrédients ci-dessus jusqu'à ce qu'ils soient bien mélangés.

Enduire un moule à muffins de moules à cupcake. Versez la pâte dans le moule à muffins. Cuire au four préchauffé pendant 16 minutes.

Placer sur une grille pendant 10 minutes avant de démouler et de servir.

Prendre plaisir!

RECETTES DE LÉGUMES ET PLATS D'ACCÈS

1. Salade de brocoli et de sardine

(Prêt en 10 minutes environ | Portions 4)

Par portion: 159 calories; 7,1 g de matières grasses; 5,7 g de glucides; 17,8 g de protéines; 3g de fibres

Ingrédients

2 boîtes (4 onces) de sardines dans l'huile, égouttées

1/2 oignon blanc, tranché finement

1 cuillère à café de moutarde moulue sur pierre

2 cuillères à soupe de jus de citron vert frais

1 livre de fleurons de brocoli

Préparations

Dans une poêle antiadhésive, cuire les brocolis à feu moyen-vif pendant environ 6 minutes; travailler par lots.

Placez le brocoli carbonisé dans un bol de service avec les sardines et les oignons. Mélangez votre salade avec la moutarde et le jus de citron vert.

Bon appétit !

2. Épinards à la crème avec fromage

(Prêt en 10 minutes environ | Portions 4)

Par portion: 166 calories; 15,1 g de matières grasses; 5g de glucides; 4,4 g de protéines; 1,7 g de fibres

Ingrédients

10 onces d'épinards

1 cuillère à soupe de beurre, température ambiante

1/2 tasse de crème double
3 onces de fromage à la crème
1 gousse d'ail émincée
Préparations
Faire fondre le beurre dans une sauteuse à feu moyen-
vif. Ensuite, faites revenir l'ail
jusqu'à ce que parfumé pendant 30 secondes environ.
Incorporer les feuilles d'épinards, couvrir et laisser mijoter 2 à 3
minutes ou jusqu'à ce que les épinards se fanent. Assaisonner
avec du sel et du poivre noir au goût.
Incorporer la double crème et le fromage et remuer doucement
jusqu'à ce que tout soit bien incorporé. Prendre plaisir!

3. Champignon végétalien

(Prêt en environ 15 minutes | Portions 3)
Par portion: 138 calories; 9,2 g de matières grasses; 7,1 g de
glucides; 3,4 g de protéines; 1,8 g de fibres
Ingrédients
2 cuillères à soupe d'huile d'olive
1/2 échalote, coupée en dés
3 gousses d'ail hachées
12 onces de champignons bruns, tranchés finement
2 tasses de sauce tomate
Préparations
Dans une casserole à fond épais, chauffer l'huile jusqu'à ce
qu'elle grésille. Faire sauter l'échalote pendant 2 à 3 minutes
jusqu'à tendreté.
Ensuite, faites cuire l'ail et les champignons 1 à 2 minutes
jusqu'à ce qu'ils soient juste tendre et parfumé.
Incorporer la sauce tomate et porter à ébullition; réduire le feu
pour laisser mijoter, couvrir et poursuivre la cuisson environ 10
minutes. Goûtez et rectifiez les assaisonnements.
Prendre plaisir!

4. Easy Insalata Caprese

Par portion: 187 calories; 13,3 g de matières grasses; 7,4 g de glucides; 9,5 g de protéines; 3,4 g de fibres

Ingrédients

1/2 lb de pointes d'asperges, parées

1 gousse d'ail pressée

1-2 gouttes de stévia liquide

1 tasse de tomates raisins coupées en deux

1/2 tasse de mozzarella, râpée

IPréparations

Mélangez vos asperges avec 1 cuillère à soupe d'huile et d'ail; arroser de frais jus de citron.

Cuire les pointes d'asperges sur le gril chaud jusqu'à ce qu'elles soient carbonisées.

Trancher les asperges en petits morceaux et les transférer dans un bol de service. Ajouter à stévia et tomates; mélanger pour bien combiner.

Garnir de mozzarella et servir à température ambiante.

5. Sauté de chou

Par portion: 168 calories; 13 g de matières grasses; 7g de glucides; 2,6 g de protéines; 4,1 g de fibres

Ingrédients

3/4 livre de chou vert, tranché

2 cuillères à soupe d'huile d'olive

1 échalote, hachée

1/2 tasse de bouillon de poulet

1 cuillère à café de pâte de gingembre et d'ail
Préparations
Dans un wok, chauffer l'huile d'olive jusqu'à ce qu'elle
grésille; puis faire revenir la pâte de gingembre-ail
jusqu'à ce que parfumé.
Ensuite, faites cuire l'échalote pendant 3 à 4 minutes. Versez le
bouillon de poulet pour gratter les morceaux dorés qui collent
au fond du pot.
Ajouter le chou avec le sel et le poivre. Continuez à cuisiner,
couvert, pendant environ 16 minutes ou jusqu'à cuisson
complète. Prendre plaisir!

6. Casserole d'aubergines au fromage avec chou frisé

(Prêt en environ 2 heures 45 minutes | Portions 6)
Par portion: 230 calories; 18,5 g de matières grasses; 6,7 g de
glucides; 10,6 g de protéines; 2,4 g de fibres
Ingrédients
1 aubergine (3/4 livre), coupée en tranches de 1/2 pouce
14 onces de sauce pour pâtes à l'ail et aux tomates, sans sucre
1 1/2 tasse de fromage Gorgonzola, râpé
1/3 tasse de fromage à la crème
8 onces de feuilles de chou frisé, déchirées en morceaux
Préparations
Saupoudrer les tranches d'aubergine de gros sel et laisser
reposer pendant 1 heure. Rincer les tranches d'aubergine et
badigeonnez-les avec 2 cuillères à soupe d'huile d'olive
Faites cuire l'aubergine dans une poêle à griller pendant 4 à 5
minutes jusqu'à ce qu'elle soit dorée de chaque côté; réserve.
Placez les feuilles de chou frisé dans la poêle et faites cuire
jusqu'à ce qu'elles soient fanées. Mélanger le fromage à la
crème avec Fromage Gorgonzola.

Déposer les tranches d'aubergines grillées au fond d'une cocotte légèrement graissée
plat. Garnir avec le chou frisé. Déposer la 1/2 du mélange de fromage sur le dessus.
Versez la sauce tomate sur la couche de fromage. Garnir du reste du fromage mélange. Cuire au four préchauffé à 360 degrés F pendant 30 à 35 minutes. Prendre plaisir!

7. Riz au chou-fleur au beurre et à l'ail

(Prêt en 10 minutes environ | Portions 4)

Par portion: 56 calories; 3,2 g de matières grasses; 6,1 g de glucides; 2,3 g de protéines; 2,3 g de fibres

Ingrédients

1 cuillère à soupe de beurre

1 livre de fleurons de chou-fleur

1 cuillère à soupe de paprika fumé

Sel feuilleté, au goût

2 gousses d'ail émincées

Préparations

Dans une casserole, faites fondre le beurre à feu moyen.
Mélangez le chou-fleur dans votre mixeur ou robot culinaire jusqu'à ce qu'il soit cassé vers le bas en morceaux de la taille d'un riz.
Faites cuire le riz au chou-fleur dans du beurre chaud pendant 5 à 6 minutes. Incorporer le paprika, sel et ail, et continuez à cuire 30 secondes de plus. Bon appétit!

8. Portobellos rôtis aux herbes

(Prêt en 45 minutes environ | Portions 2)

Par portion: 308 calories; 24,1 g de matières grasses; 6,1 g de glucides; 17,9 g de protéines; 2,8 g de fibres

Ingrédients

1 livre de champignons portobello blancs, nettoyés et tranchés

3 onces de fromage edam, râpé

2 cuillères à soupe de ghee, fondu

1 cuillère à soupe de coriandre fraîche, hachée

1 cuillère à soupe de mélange d'herbes méditerranéennes

Préparations

Badigeonner les champignons portobello avec le ghee fondu. Saupoudrer les champignons avec un mélange d'herbes méditerranéennes.

Rôtir au four préchauffé à 365 degrés F pendant environ 30 minutes ou jusqu'à ce que ils sont tendres.

Garnissez vos champignons avec le fromage edam et continuez à rôtir pendant 5 minutes de plus.

Garnissez de coriandre fraîche et dégustez!

9. Soupe aux courgettes classique

(Prêt en environ 20 minutes | Portions 3)

Par portion: 58 calories; 3,3 g de matières grasses; 3,5 g de glucides; 2,3 g de protéines; 1,2 g de fibres

Ingrédients

2 cuillères à café d'huile d'olive extra vierge

1/2 livre de courgettes, pelées et coupées en dés

1/2 échalote, hachée

1/2 tasse de céleri, haché

2 tasses de bouillon de légumes

Préparations

Chauffer 1 cuillère à café d'huile d'olive dans une casserole à fond épais à feu moyen chaleur; faire sauter les courgettes environ 2 minutes et réserver.

Chauffer la cuillère à café restante d'huile d'olive jusqu'à ce qu'elle grésille; faire revenir l'échalote jusqu'à ramolli.
Ajouter le céleri et le bouillon de légumes avec les courgettes réservées; amener à un ébullition. Faites mijoter le feu, laissez cuire, partiellement couvert, de 15 à 18 minutes.
Goûtez et rectifiez les assaisonnements. Bon appétit!

10. Ragoût d'automne à la courge musquée

(Prêt en environ 35 minutes | Portions 4)

Par portion: 148 calories; 11,5 g de matières grasses; 6,8 g de glucides; 2,5 g de protéines; 2,3 g de fibres

Ingrédients

1 oignon espagnol, pelé et coupé en dés
1/2 livre de courge musquée, coupée en dés
1 branche de céleri, hachée
4 tasses de bébés épinards
4 cuillères à soupe de crème sure

Préparations

Chauffer 2 cuillères à soupe d'huile d'olive dans une marmite à feu moyen-vif. Faire sauter l'Oignon espagnol jusqu'à ce qu'il soit tendre et parfumé.
Incorporer la courge musquée et le céleri; verser 3 tasses d'eau ou de légumes bouillon.
Réduire la température à moyen-doux et poursuivre la cuisson de 25 à 30 minutes.
Incorporer les épinards, couvrir et laisser reposer dans la chaleur résiduelle jusqu'à ce que les épinards les feuilles flétrissent. Assaisonner avec du sel et du poivre noir au goût. Servir avec du froid aigre crème. Bon appétit!

11. Muffins aux courgettes et fromage romano

(Prêt en 40 minutes environ | Portions 4)

Par portion: 224 calories; 18 g de matières grasses; 3g de glucides; 13,4 g de protéines; 1,5 g de fibres

Ingrédients

1 courgette (1/2 livre), râpée

1 cuillère à café de sel de mer

1 tasse de fromage Romano, râpé

2 œufs battus

1/2 tasse de farine d'amande

Préparations

Mettre les courgettes et le sel dans un bol et laisser reposer 30 minutes; puis, presser à l'aide d'une étamine.

Ajouter le fromage, les œufs et la farine d'amande; remuer pour bien mélanger. Badigeonner un muffin casserole avec un enduit à cuisson. Versez le mélange dans la casserole.

Cuire au four préchauffé à 330 degrés F pendant 20 minutes.

Bon appétit!

12. Chou frisé braisé avec sauce au vin

(Prêt en 15 minutes environ | Portions 5)

Par portion: 130 calories; 10,5 g de matières grasses; 6,1 g de glucides; 3,7 g de protéines; 3g de fibres

Ingrédients

6 tasses de chou frisé, déchiré en morceaux

1 échalote, hachée

1/2 tasse de crème double

1/2 cuillère à café d'ail frais, émincé

2 cuillères à soupe de vin blanc sec

Préparations

Faites chauffer 2 cuillères à soupe d'huile d'olive dans une casserole à feu moyen. Faire sauter l'échalote jusqu'à ce qu'elle soit tendre et aromatique environ 4 minutes.
Incorporer les feuilles de chou frisé et poursuivre la cuisson 1 à 2 minutes ou jusqu'à ce que le chou frisé flétrisse complètement. Ajoutez l'ail et le vin. Poursuivre la cuisson pendant 2 minutes plus.
Ajouter la crème double et réduire le feu pour laisser mijoter. Continuez à cuisiner, partiellement couvert, pendant 5 minutes supplémentaires ou jusqu'à ce que la sauce ait réduit légèrement. Servir chaud.

13. Choux de Bruxelles avec bacon et sauce Dijon

(Prêt en environ 15 minutes | Portions 3)

Par portion: 297 calories; 22,5 g de matières grasses; 6,3 g de glucides; 9,7 g de protéines; 3g de fibres

Ingrédients

12 choux de Bruxelles, parés et coupés en deux
6 onces de bacon fumé, coupé en dés
1/2 tasse de vin blanc sec
1 cuillère à café de moutarde de Dijon
1 cuillère à café d'herbes de Provence

Préparations

Dans une casserole, faites cuire le bacon 2 minutes.
Ajouter les choux de Bruxelles et les Herbes de Provence; continuer à cuisiner, ajouter vin périodiquement.
Cuire jusqu'à ce que les choux de Bruxelles soient tendres ou environ 10 minutes. Enfin, incorporer la moutarde de Dijon et retirer du feu. Prendre plaisir!

14. Chips de fromage aux fines herbes

(Prêt en environ 30 minutes | Portions 5)

Par portion: 119 calories; 9g de matières grasses; 0,7 g de
glucides; 8,7 g de protéines; 0,2 g de fibres

Ingrédients

1/2 cuillère à café d'origan séché

1 cuillère à café de paprika

1/2 cuillère à café d'ail en poudre

1 cuillère à café d'aneth séché

6 onces de fromage provolone, râpé

Préparation

Commencez par préchauffer votre four à 390 degrés F.

Disposez le fromage râpé en petits tas sur un parchemin.

rôtissoire tapissée.

Saupoudrez-les d'épices.

Cuire au four préchauffé pendant environ 10 minutes.

Placer sur une grille de refroidissement pendant environ 30
minutes. Prendre plaisir!

15. Chili aux champignons Keto

(Prêt en environ 20 minutes | Portions 3)

Par portion: 159 calories; 11,3 g de matières grasses; 6g de
glucides; 6,9 g de protéines; 1,3 g de fibres

Ingrédients

3 onces de bacon, coupé en dés

3/4 livre de champignons bruns, tranchés

2 gousses d'ail émincées

1 oignon brun, haché

3 cuillères à soupe de vin rouge sec

Préparations

Dans une marmite préchauffée, faire revenir le bacon jusqu'à ce
qu'il soit croustillant ou environ 4 minutes; réserve.

Dans le jus de cuisson, faire revenir les champignons bruns, l'ail
et l'oignon brun et jusqu'à ce qu'ils se soient ramollis. Versez le
vin rouge et déglacez le pot avec un spatule large.

Ajoutez 1 cuillère à café de poudre de chili.

Réduisez le feu pour laisser mijoter; incorporer le reste des ingrédients et continuer cuire de 10 à 15 minutes ou jusqu'à ce que la sauce épaississe.
Garnir avec le bacon réservé et servir chaud.

16. Chou allemand authentique

(Prêt en environ 20 minutes | Portions 3)

Par portion: 243 calories; 22,2 g de matières grasses; 6,8 g de glucides; 6,5 g de protéines; 1,9 g de fibres

Ingrédients

4 onces de bacon, coupé en dés
1 oignon de taille moyenne, haché
2 gousses d'ail émincées
1 tasse de bouillon d'os de bœuf
1 livre de chou rouge, râpé

Préparations

Cuire le bacon dans une poêle préchauffée à feu moyen-vif; réserve.
Ensuite, faites cuire l'oignon dans la même poêle pendant environ 3 minutes ou jusqu'à ce qu'il soit tendre et aromatique.
Après cela, faites cuire l'ail jusqu'à ce qu'il soit parfumé pendant 30 secondes ou alors.
Ajouter le bouillon et le chou. Faire sauter encore 10 à 15 minutes. Garnir avec le bacon réservé et servir chaud.

17. Beignets de brocoli au fromage faciles

(Prêt en 15 minutes environ | Portions 5)

Par portion: 323 calories; 24,1 g de matières grasses; 5,9 g de glucides; 19,8 g de protéines; 2,4 g de fibres

Ingrédients

1 livre de fleurons de brocoli
1 tasse de fromage Romano, de préférence fraîchement râpé
3 oeufs
2 cuillères à soupe d'huile d'olive
5 onces de fromage suisse, tranché
Préparations
Mélangez le brocoli dans votre robot culinaire à intervalles de 1 seconde pour le hacher en «riz».
Mélanger les fleurons de brocoli avec le fromage Romano et les œufs; ajouter du sel et du noir poivre.
Avec les mains huilées, formez le mélange en boules et aplatissez-les légèrement.
Chauffer 2 cuillères à soupe d'huile d'olive dans une poêle à feu moyen-vif. Faites cuire 3 minutes, retournez-les et garnissez de fromage suisse. Laissez cuire l'autre côté pendant 3 minutes de plus ou jusqu'à ce que le fromage fonde.
Servir chaud et prendre plaisir!

18. Casserole d'aubergine et fromage de chèvre

(Prêt en environ 35 minutes | Portions 3)

Par portion: 477 calories; 41,4 g de matières grasses; 7,2 g de glucides; 18,4 g de protéines; 3,6 g de fibres
Ingrédients
2 poivrons, déveinés et coupés en quartiers
1 aubergine (1 livre), coupée en rondelles
1/2 tasse de crème sure
1 ½ tasse de fromage de chèvre
2 tomates mûres sur la vigne, tranchées
1 cuillère à café de mélange d'épices asiatiques
Préparations
Commencez par préchauffer votre four à 410 degrés F. Huilez légèrement un plat de cuisson avec spray antiadhésif.

Placez les poivrons et l'aubergine dans le plat de cuisson; placer les tomates en tranches en haut.

Versez 2 cuillères à soupe d'huile d'olive sur les légumes.

Assaisonner avec un mélange d'épices asiatiques. Cuire au four préchauffé de 15 à 17 minutes. Faites tourner la casserole et continuez à cuire pendant 7 à 9 minutes supplémentaires.

Garnir de crème sure et de fromage. Garnir de 2 cuillères à soupe d'oignons verts juste avant de servir, si désiré.

Bon appétit!

19. Bateaux de céleri adaptés aux enfants

(Prêt en environ 35 minutes | Portions 2)

Par portion: 194 calories; 17,1 g de matières grasses; 7g de glucides; 2,5 g de protéines; 5g de fibres

Ingrédients

2 onces de fromage Gruyère

3 cuillères à soupe d'oignons verts émincés

1 cuillère à café de mélange d'herbes méditerranéennes

1 piment jalapeno, déveiné et émincé

3 branches de céleri, coupées en deux

Préparations

Dans un plat à mélanger, mélanger le gruyère, les oignons verts, les herbes et le piment jalapeno poivre; mélanger pour bien combiner.

Répartissez le mélange entre les branches de céleri. Ensuite, disposez-les sur une plaque à pâtisserie tapissée de papier sulfurisé.

Rôtir au four préchauffé à 360 degrés F pendant 35 minutes ou jusqu'à cuisson complète.

20. Soupe à la crème de brocoli

(Prêt en environ 25 minutes | Portions 4)

Par portion: 323 calories; 28,2 g de matières grasses; 4,4 g de glucides; 13,4 g de protéines; 0,6 g de fibres

Ingrédients

1 brocoli (1 livre) de tête, brisé en fleurons

1/2 oignon blanc, haché finement

1 côte de céleri, hachée

1/2 tasse de crème double

1 ½ tasse de fromage Monterey Jack, râpé

Préparations

Chauffer 3 cuillères à soupe d'huile d'olive dans une casserole à fond épais à feu moyen-vif chaleur. Faire revenir le brocoli, l'oignon et la côte de céleri jusqu'à ce qu'ils soient ramollis. Versez 4 tasses d'eau ou de bouillon de légumes et portez à ébullition. Diminuez le chauffer à moyen-doux. Continuez à cuire pendant 15 minutes ou jusqu'à ce que le brocoli soit bien cuit. Incorporez la crème; chauffer.

Répartir la soupe dans quatre ramequins; dessus chacun ramequin au fromage Monterey Jack.

Placer sous le gril préchauffé pendant 5 à 6 minutes. Bon appétit!

21. Rondelles d'aubergines cuites au four

(Prêt en 40 minutes environ | Portions 6)

Par portion: 91 calories; 4,8 g de matières grasses; 5,3 g de glucides; 5,3 g de protéines; 2,9 g de fibres

Ingrédients

1 livre d'aubergine, pelée et tranchée

1 ½ tasse de sauce marinara

2 cuillères à soupe de feuilles de basilic frais, coupées

1 tasse de fromage mozzarella

2 cuillères à café de mélange d'assaisonnement italien
Préparations
Préchauffez votre four à 370 degrés F.Enrobez une plaque à pâtisserie d'un morceau de parchemin.
Mélangez les rondelles d'aubergines avec le mélange d'assaisonnement italien et placez-les sur la plaque de cuisson.
Cuire au four pendant 25 minutes, en les retournant à micuisson. Garnir de sauce marinara et de fromage mozzarella. Continuez à cuire pendant 7 minutes supplémentaires jusqu'à ce que la mozzarella soit chaude et bouillonnante. Garnir de frais feuilles de basilic et dégustez!

22. Guacamole mexicain avec Queso Fresco

(Prêt en environ 5 minutes | Portions 4)
Par portion: 188 calories; 16 g de matières grasses; 6,9 g de glucides; 3,6 g de protéines; 4,2 g de fibres
Ingrédients
1 cuillère à soupe d'huile d'olive extra vierge
2 avocats mûrs, pelés, dénoyautés et coupés en dés
1 poivron poblano, haché
2 tomates coupées en dés
1/4 tasse de queso fresco, émietté
Préparations
Mélanger l'huile, les avocats, le poivre poblano et les tomates dans un bol de service.
Ajouter 1 cuillère à soupe d'huile d'olive et de jus de citron vert et mélanger pour combiner.
Assaisonner avec du sel et du poivre noir au goût.
Garnir de queso fresco émietté et servir immédiatement!

23. Poivrons rôtis italiens avec fromage

(Prêt en environ 20 minutes | Portions 4)

Par portion: 214 calories; 15,1 g de matières grasses; 6,7 g de glucides; 13,5 g de protéines; 2g de fibres

Ingrédients

4 poivrons italiens, déveinés et coupés en deux

2 cuillères à café d'huile d'olive

1/4 cuillère à café de flocons de piment rouge

Sat et poivre noir, au goût

8 onces de fromage mozzarella

Préparations

Arrosez vos poivrons d'huile d'olive. Assaisonner les poivrons avec du poivron rouge, du sel, et poivre noir.

Garnir les poivrons de fromage mozzarella.

Cuire au four environ 13 minutes jusqu'à ce que les poivrons soient tendres et cloqués. Prendre plaisir!

24. Avocat au Parmigiano-Reggiano

(Prêt en environ 15 minutes | Portions 6)

Par portion: 196 calories; 18,8 g de matières grasses; 6,5 g de glucides; 2,7 g de protéines; 4,6 g de fibres

Ingrédients

3 cuillères à soupe d'huile d'olive extra vierge

3 avocats, dénoyautés

6 cuillères à soupe de Parmigiano-Reggiano râpé

1/2 cuillère à café de sel de l'Himalaya

1/2 cuillère à café de flocons de piment rouge, écrasés

Préparations

Coupez les avocats en deux. À l'aide d'un couteau bien aiguisé, découpez un motif entrecroisé 3/4 de la longueur sur chaque moitié d'avocat.

Assaisonnez-les de sel de l'Himalaya et de poivron rouge.
Badigeonner d'huile d'olive et garnir de fromage Parmigiano-
Reggiano.
Transférez vos avocats dans une rôtissoire et placez-les sous le
griller pendant 4 à 5 minutes ou jusqu'à ce qu'il soit chaud et
bouillonnant. Bon appétit!

25. Bateaux de fête romaine

(Prêt en environ 15 minutes | Portions 4)

Par portion: 230 calories; 18,1 g de matières grasses; 5,6 g de
glucides; 10,2 g de protéines; 2,1 g de fibres

Ingrédients

1 tête de laitue romaine, séparée en feuilles
1/2 livre de saucisse de porc, tranchée
1/2 tasse de purée de tomates
1 poivron vert, déveiné et haché
2 oignons verts, hachés

Préparations

Dans une poêle préchauffée, cuire la saucisse de porc de 3 à 4
minutes, en cassant à part avec une fourchette.
Ajouter le poivron et continuer à faire sauter encore 2 minutes.
Incorporer la purée de tomates. Assaisonner de sel et de poivre
noir et continuer à cuire encore 2 à 3 minutes.
Placez les bateaux à laitue sur un plat de service. Répartir le
mélange de saucisses entre les bateaux de laitue. Garnir
d'oignons verts juste avant de servir.
Bon appétit!

26. Shakshuka de style moyen-oriental

(Prêt en environ 35 minutes | Portions 6)

Par portion: 439 calories; 45 g de matières grasses; 5,5 g de glucides; 6,5 g de protéines; 1g de fibres

Ingrédients

6 oeufs

3 poivrons, tranchés

1 courgette de grande taille, tranchée

3 tomates, tranchées

1 échalote, tranchée

Préparations

Préchauffez votre four à 390 degrés F. Spritz sur les côtés et le fond d'une cuisson casserole avec un spray antiadhésif.

Placer les légumes dans la casserole préparée et couvrir d'un morceau de papier d'aluminium. Verser dans 1 tasse d'eau ou de bouillon de légumes. Assaisonner avec Baharat si désiré. Transférer au four préchauffé et cuire au four de 20 à 25 minutes.

Créez six empreintes avec une cuillère et casser l'œuf directement dedans. Cuire jusqu'à ce que les blancs d'œufs soient d'un blanc opaque et les jaunes un peu tendres.

Prendre plaisir!

27. Poivrons italiens à la mozzarella di Bufala

(Prêt en environ 20 minutes | Portions 5)

Par portion: 183 calories; 13,1 g de matières grasses; 7g de glucides; 5,4 g de protéines; 1,9 g de fibres

Ingrédients

4 cuillères à soupe d'huile de canola

1 cuillère à café de mélange d'assaisonnement italien

1 1/3 livre de poivrons italiens, déveinés et tranchés

2 boules de mozzarella de bufflonne, égouttées et coupées en deux

1 oignon jaune, tranché

Préparations

Faites chauffer l'huile de canola jusqu'à ce qu'elle grésille. Une fois chaud, faire revenir les poivrons et les oignons jusqu'à ce qu'ils soient tendres et parfumés.
Ajouter un peu d'eau pour déglacer la poêle avec le mélange d'assaisonnement italien; cuire encore 10 minutes en remuant continuellement. Garnir de fromage et servir. Bon appétit!

28. Salade d'asperges rôties

(Prêt en environ 20 minutes | Portions 5)

Par portion: 179 calories; 11,5 g de matières grasses; 7,7 g de glucides; 3,5 g de protéines; 2,4 g de fibres

Ingrédients

2 cuillères à soupe d'huile d'olive

14 onces de pointes d'asperges, parées

1 tasse de tomates cerises, coupées en deux

3 cuillères à soupe de crème sure

5 cuillères à soupe de mayonnaise

Préparations

Mélanger les asperges avec l'huile d'olive et le mélange d'assaisonnement italien. Transférer vers un lèchefrite et rôtir à 420 degrés F pendant environ 15 minutes jusqu'à ce qu'elle soit croustillante. tendre et légèrement carbonisé.

Dans un plat à mélanger, mélanger la crème sure et la mayonnaise. Mélanger les asperges avec ce mélange et garnir de tomates cerises. Bon appétit!

29. Salade à la grecque

(Prêt en environ 20 minutes | Portions 4)

Par portion: 175 calories; 14,7 g de matières grasses; 6,1 g de glucides; 6,5 g de protéines; 1,8 g de fibres

Ingrédients
4 cuillères à soupe d'huile d'olive extra vierge
1/2 tasse d'olives Kalamata, dénoyautées et tranchées
1/2 livre de courgettes, tranchées
1/2 livre de tomates, tranchées
4 onces de fromage feta, coupé en cubes
Préparations
Commencez par préchauffer votre four à 365 degrés F.
Mélanger les tranches de courgettes et les tomates avec de l'huile d'olive extra vierge; les mettre dans une rôtissoire.
Cuire au four préchauffé pendant environ 7 minutes.
Ajouter les olives et servir garni de fromage feta.
Prendre plaisir!

30. Aubergine épicée à la sriracha

(Prêt en environ 20 minutes | Portions 2)

Par portion: 102 calories; 7 g de matières grasses; 8g de glucides; 1,6 g de protéines; 4,7 g de fibres
Ingrédients
1 aubergine de grande taille, coupée en tranches dans le sens de la longueur
1/2 cuillère à café de sauce Sriracha
1 cuillère à soupe d'huile d'olive
1 cuillère à café de vinaigre balsamique
1/4 tasse de ciboulette fraîche, hachée
Préparations
Mélangez votre aubergine avec du sel et du poivre noir et transférez-la dans un papier d'aluminium plaque de cuisson.
Rôtir au four préchauffé à 410 degrés F pendant 13 à 15 minutes.
En attendant, mélangez la sauce Sriracha, l'huile d'olive et le vinaigre balsamique.
Versez le mélange sur les tranches d'aubergine.

**Placer sous le gril préchauffé pendant environ 4 minutes.
Garnir de frais ciboulette et savourer.**

31. Asperges à la toscane

(Prêt en 10 minutes environ | Portions 2)

**Par portion: 193 calories; 14,1 g de matières grasses; 5,6 g de
glucides; 11,5 g de protéines; 2,4 g de fibres**

Ingrédients

**1/2 lb de pointes d'asperges, parées, coupées en bouchées
1/2 cuillère à soupe de jus de citron
1 cuillère à soupe d'huile d'olive extra vierge
1 cuillère à café de mélange d'épices italiennes
4 cuillères à soupe de fromage Romano, fraîchement râpé**

Préparations

**Faire bouillir les asperges dans une casserole d'eau légèrement
salée pendant 3 à 4 minutes. Drainer et placer dans un bol.
Mélangez vos asperges avec du jus de citron, de l'huile d'olive
extra vierge et des épices italiennes mélangés.
Garnir de fromage Romano et servir!**

32. Tajine marocain facile

(Prêt en environ 50 minutes | Portions 4)

**Par portion: 155 calories; 12,9 g de matières grasses; 3,5 g de
glucides; 7,6 g de protéines; 0,8 g de fibres**

Ingrédients

**2 cuillères à soupe de poireaux, tranchés
2 tasses de courgettes, tranchées finement
1/2 tasse de fromage cheddar, râpé
1/4 tasse de crème épaisse
1 cuillère à soupe de mélange d'épices marocain**

Préparations
Badigeonner les parois et le fond d'un plat allant au four avec 1
cuillère à soupe de beurre.
Placer 1 tasse de tranches de courgettes au fond du plat de
cuisson; ajouter 1 cuillère à soupe de poireaux; saupoudrer de
mélange d'épices marocain. Garnir de 1/4 tasse de Fromage
cheddar.
Répétez les couches de courgettes et de poireaux.
Dans un bol à mélanger, bien mélanger le fromage cheddar et la
crème épaisse.
Versez le mélange sur la couche de légumes.
Cuire au four préchauffé à 370 degrés F environ 45 minutes
jusqu'à ce que le dessus est bien doré.
Bon appétit!

33. Poivrons farcis au chorizo et à la ricotta

(Prêt en environ 25 minutes | Portions 4)
Par portion: 340 calories; 27,2 g de matières grasses; 5,2 g de
glucides; 14,7 g de protéines; 1,5 g de fibres
Ingrédients
4 poivrons rouges, déveinés et coupés en deux
1 oignon espagnol, haché
1 tomate mûre, hachée
4 onces de fromage Ricotta
8 onces de saucisse chorizo, coupée en petits morceaux
Préparations
Dans une casserole, faites chauffer 1 cuillère à soupe d'huile
d'olive à feu moyen. Faire sauter l'Oignon espagnol jusqu'à
tendreté et translucide.
Ajoutez un peu de vin espagnol pour déglacer la poêle.
Incorporer la saucisse chorizo, tomate et fromage Ricotta.
Faites chauffer les poivrons au micro-ondes pendant environ 7
minutes ou jusqu'à ce qu'ils soient ramollis.

Farcir les poivrons avec la garniture préparée et les placer dans
un plat légèrement huilé plat de cuisson.
Assaisonner avec du sel et du poivre noir.
Versez 2 tasses de bouillon autour des poivrons.
Cuire au four préchauffé à 430 degrés F pendant 13 à 15
minutes. Servir tiède ou à température ambiante.
Prendre plaisir!

34. Japonais Tamago Gohan

(Prêt en environ 15 minutes | Portions 3)

Par portion: 131 calories; 8,9 g de matières grasses; 6,2 g de
glucides; 7,2 g de protéines; 1,8 g de fibres

Ingrédients

1 cuillère à soupe d'huile de sésame

1/2 livre de chou-fleur frais

3 oeufs

1/2 tasse de poireaux, hachés

1 ail pressé

Préparations

Mélangez le chou-fleur dans votre mixeur ou robot culinaire
jusqu'à ce qu'il soit cassé vers le bas en morceaux de la taille
d'un riz.

Dans une casserole, chauffer l'huile de sésame à feu moyen-
vif; faire sauter les poireaux et l'ail jusqu'à ce qu'il soit juste
tendre et parfumé pendant 2 minutes.

Ajouter le riz au chou-fleur dans la casserole; ajouter le mélange
japonais aux 7 épices si désiré si désiré.

Continuez à cuire, en remuant périodiquement, jusqu'à ce que le
le chou-fleur est juste tendre, environ 6 minutes.

Remuez les œufs dans la casserole et continuez à cuire encore
3 minutes.

Servir chaud.

35. Morue aux feuilles de moutarde

(Prêt en environ 20 minutes | Portions 2)

Par portion: 171 calories; 7,8 g de matières grasses; 4,8 g de glucides; 20,3 g Protéine; 1,6 g de fibres

Ingrédients

1 cuillère à soupe d'huile d'olive

2 tiges d'oignons verts, tranchés

1 poivron, épépiné et tranché

2 filets de morue

1 tasse de feuilles de moutarde, coupées en petits morceaux

Préparation

Faites chauffer l'huile dans une casserole à feu moyen. Ensuite, faire sauter les oignons verts et les poivrons pendant environ 4 minutes jusqu'à ce qu'ils se sont adoucis. Versez 1/2 tasse de bouillon de légumes. Ajouter les filets de poisson le long avec sel et poivre au goût. Incorporer les feuilles de moutarde. Faites mijoter la température, couvrez et continuez à cuire environ 12 minutes ou jusqu'à cuisson complète. Bon appétit!

36. Salade de courgettes facile

(Prêt en 10 minutes environ | Portions 3)

Par portion: 96 calories; 9,4 g de matières grasses; 2,8 g de glucides; 0,7 g de protéines; 0,4 g de fibres

Ingrédients

2 cuillères à soupe d'huile d'olive extra vierge

1 courgette, râpée

1 cuillère à café de moutarde de Dijon

1 poivron jaune, tranché

1 oignon rouge, tranché finement

Préparations

Mélangez tous les ingrédients dans un saladier. Assaisonner avec le sel et le noir Poivre à goûter. Laissez reposer dans votre réfrigérateur pendant environ 1 heure avant de servir.

Bon appétit!

37. Casserole de brocoli petit-déjeuner au fromage

(Prêt en 40 minutes environ | Portions 4)

Par portion: 188 calories; 11,3 g de matières grasses; 5,7 g de glucides; 14,9 g de protéines; 1,1 g de fibres

Ingrédients

1 brocoli (1/2 livre) de tête, brisé en fleurons

1 tasse de jambon cuit, haché

1/2 tasse de yogourt à la grecque

1 tasse de fromage mexicain, râpé

1/2 cuillère à café de beurre fondu

Préparations

Commencez par préchauffer un four à 350 degrés F.Maintenant, beurrez le fond et les côtés d'une cocotte avec du beurre fondu.

Cuire le brocoli de 6 à 7 minutes jusqu'à ce qu'il soit «mashable». Écraser le brocoli avec un presse-purée.

Maintenant, ajoutez le yogourt à la grecque, le fromage mexicain et le jambon cuit. Saison avec un mélange d'épices mexicain, si désiré.

Presser le mélange fromage / brocoli dans la cocotte beurrée. Cuire au four four préchauffé pendant 20 à 23 minutes. Servez et dégustez!

38. Soupe grecque Avgolemono

(Prêt en environ 25 minutes | Portions 6)

Par portion: 86 calories; 6,1 g de matières grasses; 6g de glucides; 2,8 g de protéines; 2,4 g de fibres

Ingrédients

1 livre de bulbes de fenouil, tranchés

1 branche de céleri, hachée

1 cuillère à soupe de jus de citron fraîchement pressé

2 oeufs

5 tasses de bouillon de poulet

Préparations

Faites chauffer 2 cuillères à soupe d'huile d'olive dans une marmite à feu moyen-vif. Faire sauter le fenouil et le céleri jusqu'à ce qu'ils soient tendres mais non dorés, environ 7 minutes.

Ajouter le mélange d'assaisonnement méditerranéen et continuer à faire sauter jusqu'à ce qu'ils soient parfumé.

Ajouter le bouillon de poulet et porter à ébullition rapide. Réglez la température sur faible à moyen; laissez mijoter pendant 10 à 13 minutes.

Réduisez votre soupe en purée à l'aide d'un robot culinaire ou d'un mélangeur à immersion.

Fouettez bien les œufs et le jus de citron jusqu'à ce qu'ils soient bien mélangés; verser 2 tasses de la soupe chaude dans le mélange d'œufs, en fouettant continuellement.

Remettez le mélange dans la casserole; poursuivre la cuisson 2 à 3 minutes de plus jusqu'à cuit à travers.

Versez dans des bols individuels et dégustez!

39. Italien Zuppa Di Pomodoro

(Prêt en environ 35 minutes / Portions 4)

Par portion: 104 calories; 7,2 g de matières grasses; 6,2 g de glucides; 2,6 g de protéines; 3,1 g de fibres

Ingrédients

1/2 tasse d'oignons verts, hachés

1 ½ livre de tomates Roma, coupées en dés

2 tasses de Brodo di Pollo (bouillon italien)

2 cuillères à soupe de concentré de tomate

2 tasses de feuilles de moutarde, déchirées en morceaux

Préparations

Chauffer 2 cuillères à café d'huile d'olive dans une grande casserole à feu moyen-vif. Faire sauter les oignons verts pendant 2 à 3 minutes jusqu'à ce qu'ils soient tendres.
Ajouter les tomates Roma, le bouillon italien et la pâte de tomates et porter à ébullition.
Réduire la température à moyen-doux et continuer à mijoter, partiellement couvert, pendant environ 25 minutes.
Réduisez la soupe en purée avec un mélangeur à immersion et remettez-la dans la casserole. Ajouter dans les feuilles de moutarde et continuer à cuire jusqu'à ce que les feuilles se fanent.
Goûtez, rectifiez les assaisonnements et servez immédiatement.

40. Croquets de courgettes faciles

(Prêt en 40 minutes environ | Portions 6)

Par portion: 111 calories; 8,9 g de matières grasses; 3,2 g de glucides; 5,8 g de protéines; 1g de fibres

Ingrédients

1 oeuf

1/2 tasse de farine d'amande

1 livre de courgettes, râpées et égouttées

1/2 tasse de fromage de chèvre émietté

2 cuillères à soupe d'huile d'olive

Préparations

Mélanger l'œuf, le lait d'amande, les courgettes et le fromage dans un bol à mélanger.
Réfrigérez le mélange pendant 20 à 30 minutes.
Chauffer l'huile dans une poêle à feu moyen-vif. Ramassez le tas cuillères à soupe du mélange dans l'huile chaude.
Cuire environ 4 minutes de chaque côté; faire cuire par lots.
Servir chaud.

41. Poivrons farcis au porc et au fromage

(Prêt en environ 30 minutes | Portions 2)

Par portion: 313 calories; 21,3 g de matières grasses; 5,7 g de glucides; 20,2 g de protéines; 1,9 g de fibres

Ingrédients

2 poivrons italiens doux, déveinés et coupés en deux

1/2 oignon espagnol, haché finement

1 tasse de sauce marinara

1/2 tasse de fromage cheddar, râpé

4 onces de porc haché

Préparations

Faites chauffer 1 cuillère à soupe d'huile de canola dans une casserole à feu moyen. Ensuite, faire revenir l'oignon de 3 à 4 minutes jusqu'à ce qu'il soit tendre et parfumé.

Ajouter le porc haché; cuire encore 3 à 4 minutes. Ajouter en italien mélange d'assaisonnement. Versez le mélange dans les moitiés de poivron.

Versez la sauce marinara dans un plat de cuisson légèrement graissé. Organiser les poivrons farcis dans le plat allant au four. Cuire au four préchauffé à 395 degrés F pendant 17 à 20 minutes. Top avec cheddar et continuer la cuisson pendant environ 5 minutes ou jusqu'à ce que le dessus soit brun doré.

Bon appétit!

42. Chou ragoût avec saucisse au chorizo de Goa

(Prêt en environ 30 minutes | Portions 3)

Par portion: 235 calories; 17,7 g de matières grasses; 6,1 g de glucides; 9,8 g de protéines; 2,4 g de fibres

Ingrédients

6 onces de saucisse chorizo de Goa, tranchée

3/4 tasse de soupe de crème de céleri

1 livre de chou blanc, feuilles extérieures enlevées et finement râpées

2 gousses d'ail, hachées finement

1 cuillère à café de mélange d'épices indiennes

Préparations

Dans une grande poêle, saisissez la saucisse jusqu'à ce qu'elle ne soit plus rose; mettre de côté.

Ensuite, faites revenir l'ail et le mélange d'épices indiennes jusqu'à ce qu'ils soient aromatiques. Ajouter le chou et la crème de céleri.

Faites mijoter le feu; continuer à mijoter, partiellement couvert, pendant environ 20 minutes ou jusqu'à cuisson complète.

Garnir de la saucisse chorizo de Goa réservée et servir.

43. Casserole de chou-fleur et jambon

(Prêt en environ 10 minutes | Portions 6)

Par portion: 236 calories; 13,8 g de matières grasses; 7,2 g de glucides; 20,3 g de protéines; 2,3 g de fibres

Ingrédients

1 ½ livre de chou-fleur, brisé en petits fleurons

6 onces de jambon, coupé en dés

4 œufs battus

1/2 tasse de yogourt à la grecque

1 tasse de fromage suisse, de préférence fraîchement râpé

Préparations

Faire bouillir le chou-fleur dans une casserole pendant environ 10 minutes ou jusqu'à ce qu'il soit tendre.

Égoutter et réduire en purée dans votre robot culinaire.

Ajouter le jambon, les œufs et le yogourt à la grecque; remuer pour bien mélanger.

Versez le mélange dans un plat allant au four légèrement beurré. Top avec les Suisses fromage et cuire au four préchauffé à 385 degrés F pendant environ 20 minutes.
Prendre plaisir!

44. Courge spaghetti farcie

(Prêt en environ 1 heure | Portions 4)

Par portion: 219 calories; 17,5 g de matières grasses; 6,9 g de glucides; 9g de protéines; 0,9 g de fibres

Ingrédients

1/2 livre de courge spaghetti, coupée en deux, évider les graines

1 gousse d'ail émincée

1 tasse de fromage à la crème

2 oeufs

1/2 tasse de fromage Mozzarella, râpé

Préparations

Arrosez l'intérieur de chaque courge avec 1 cuillère à café d'huile d'olive. Cuire au four four préchauffé à 380 degrés F pendant 45 minutes.

Grattez les «nouilles» de courge spaghetti de la peau.

Pliez dans les ingrédients restants; remuer pour bien mélanger.

Répartir le mélange de fromage dans les moitiés de courge.

Cuire au four à 360 degrés F pendant environ 9 minutes, jusqu'à ce que le fromage soit chaud et bouillonnant. Prendre plaisir!

45. Salade de chou épicée et chaude

(Prêt en 45 minutes environ | Portions 4)

Par portion: 118 calories; 10,2 g de matières grasses; 6,6 g de glucides; 1,1 g de protéines; 1,9 g de fibres

Ingrédients

1 poireau de taille moyenne, haché
1 cuillère à soupe de vinaigre balsamique
1 cuillère à café de moutarde jaune
1/2 livre de chou vert, râpé
1/2 cuillère à café de sauce Sriracha
Préparations
Versez 2 cuillères à soupe d'huile d'olive sur le poireau et le chou; saupoudrer de sel et poivre noir.
Cuire au four préchauffé à 410 degrés F pendant environ 40 minutes. Transfert le mélange dans un saladier.
Mélanger avec 1 cuillère à soupe d'huile d'olive, de moutarde, de vinaigre balsamique et de Sriracha sauce.
Servez chaud !

RECETTES DES DESSERTS

1. Gâteau d'anniversaire aux noix

(Prêt en environ 25 minutes | Portions 10)

Par portion: 292 calories; 29,1 g de matières grasses; 6g de glucides; 5,3 g de protéines; 2,4 g de fibres

Ingrédients

2 oeufs

1 ½ tasse de farine de noix

1 bâton de beurre, température ambiante

1/3 tasse de lait entier

Glaçage Keto à la crème au beurre

Préparations

Commencez par préchauffer votre four à 390 degrés F.

Battre le beurre et le lait au batteur électrique; ajouter progressivement les œufs, un à la fois, en mélangeant en continu.

Dans un autre bol à mélanger, mélanger la farine de noix avec 1 cuillère à café de cuisson poudre; ajouter la stévia et les épices au goût. Ajouter ce mélange sec au mélange humide; mélanger pour bien combiner.

Verser la pâte dans un plat de cuisson recouvert de papier d'aluminium. Cuire au four environ 20 minutes.

Glacez le gâteau et servez bien frais. Prendre plaisir!

2. Parfaits au fromage aux noisettes sans cuisson

(Prêt en environ 10 minutes + temps de refroidissement | Portions 4)

Par portion: 341 calories; 33,2 g de matières grasses; 7,6 g de glucides; 6,6 g de protéines; 3,1 g de fibres

Ingrédients

4 onces de noisettes, moulues

1 tasse de crème double

4 cuillères à soupe de fromage à la crème

1/2 cuillère à café d'extrait de vanille

1/2 cuillère à café de Swerve

Préparations

Battez la crème jusqu'à ce qu'elle commence à épaissir.

Incorporer lentement le Swerve et continuer à mélanger jusqu'à la formation de pics fermes.

Incorporer le fromage à la crème et l'extrait de vanille.

Ensuite, ajoutez les noisettes. Servez bien frais!

3. Boules de beurre d'arachide

(Prêt en environ 35 minutes | Portions 10)

Par portion: 275 calories; 23,2 g de matières grasses; 7,5 g de glucides; 9,9 g Protéine; 5,3 g de fibres

Ingrédients

1/4 cuillère à café de cannelle moulue

1/2 tasse d'érythritol

3/4 tasse de beurre d'arachide en morceaux

3/4 tasse d'arachides, hachées finement

6 onces de chocolat, sans sucre, haché

Préparation

Mélangez tous les ingrédients jusqu'à consistance lisse.

Placez la pâte au réfrigérateur pendant 30 minutes ou jusqu'à ce qu'il soit assez ferme pour être manipulé.

Façonnez la pâte en boules de la taille d'une bouchée et placez-la dans votre réfrigérateur jusqu'au moment de servir.

Bon appétit!

4. Boulettes de beurre d'arachide

(Prêt en environ 35 minutes | Portions 10)

Par portion: 275 calories; 23,2 g de matières grasses; 7,5 g de glucides; 9,9 g de protéines; 5,3 g de fibres

Ingrédients

1/4 cuillère à café de cannelle moulue

1/2 tasse d'érythritol

3/4 tasse de beurre d'arachide en morceaux

3/4 tasse d'arachides, hachées finement

6 onces de chocolat, sans sucre, haché

Préparations

Mélangez tous les ingrédients jusqu'à consistance lisse.

Placez la pâte au réfrigérateur pendant 30 minutes ou jusqu'à ce qu'elle soit suffisamment ferme pour manipuler.

Façonnez la pâte en boules de la taille d'une bouchée et placez-la au réfrigérateur jusqu'à ce qu'elle soit prête servir.

Bon appétit!

5. Bol à smoothie aux framboises

(Prêt en environ 5 minutes | Portions 1)

Par portion: 90 calories; 4,9 g de matières grasses; 6,5 g de glucides; 4,2 g de protéines; 2g de fibres

Ingrédients

1/4 cuillère à café d'extrait de vanille

1 cuillère à soupe d'éclats de cacao, sans sucre

1/3 tasse de framboises

3/4 tasse de lait d'amande

1/2 cuillère à café d'édulcorant Swerve

Préparations

Mélanger le lait d'amande, le Swerve, la vanille et les framboises jusqu'à consistance crémeuse, lisse et uniforme.

Verser dans le bol préparé et garnir de grains de cacao.

Prendre plaisir!

6. Crème bavaroise à la vanille

Par portion: 214 calories; 21 g de matières grasses; 1,7 g de glucides; 5g de protéines; 0g de fibres

Ingrédients

1 gousse de vanille

4 cuillères à soupe de Swerve granulé

2 œufs

2 jaunes d'œuf

1 ½ tasse de crème à fouetter épaisse

Préparations

Séparez les blancs d'œufs des jaunes. Battre les blancs d'œufs jusqu'à ce qu'ils se forment bulles claires. Incorporer une pincée de gros sel et battre les œufs jusqu'à ce qu'ils soient tendres et des pics arrondis se forment.

Dans une casserole, placez les jaunes d'œufs, la vanille, le Swerve et la crème à fouetter. Laisser-le mijote à feu doux jusqu'à ce que le mélange épaississe ou 15 à 20 minutes. Incorporer les clous de girofle moulus et la cannelle au goût; mélanger pour combiner.

Incorporez les blancs d'œufs battus; remuer pour combiner à nouveau. Servir bien frais.

7. Bonbons au chocolat à la pistache

Par portion: 216 calories; 18 g de matières grasses; 6,7 g de glucides; 5,1 g de protéines; 4,5 g de fibres

Ingrédients

1/4 tasse de pistaches, hachées

1/4 tasse de cacao en poudre, non sucré
2/3 tasse de crème double
9 onces de chocolat sans sucre, haché
1/4 cuillère à café d'extrait de vanille pure

Préparations

Placez la crème double dans votre micro-ondes pendant 30 à 40 secondes. Incorporer le chocolat, vanille et pistaches; fouetter pour combiner.

Laissez le mélange reposer dans votre réfrigérateur pendant 1 heure. Façonner le mélange en de petites balles.

Rouler ces boules dans du cacao en poudre et servir. Dévorer!

8. Latte à la vanille et à la noix de coco

(Prêt en 5 minutes environ | Portions 2)

Par portion: 345 calories; 35,3 g de matières grasses; 6,3 g de glucides; 3,4 g de protéines; 3,3 g de fibres

Ingrédients

1 tasse de lait de coco, non sucré
1 gousse de vanille, fendue dans le sens de la longueur
8 gouttes de stevia liquide vanille
4 cuillères à soupe de crème de coco
1/2 tasse de café noir infusé

Préparations

Traitez tous les ingrédients dans votre mixeur.
Versez votre latte dans deux verres remplis de glace.
Prendre plaisir!

9. Gâteau au fromage velouté à la noix de coco

(Prêt en environ 30 minutes | Portions 6)

Par portion: 236 calories; 22,5 g de matières grasses; 4,9 g de glucides; 6,1 g de protéines; 0,8 g de fibres

Ingrédients

1/2 tasse de farine de noix de coco

7 onces de fromage mascarpone, à température ambiante

1/2 tasse de crème à fouetter épaisse

2 cuillères à soupe de cacao en poudre

5 cuillères à soupe d'huile de coco

Préparations

Mélanger la farine de noix de coco, la poudre de cacao et 3 cuillères à soupe d'huile de noix de coco; ajouter édulcorant céto au goût. Presser la croûte dans un plat de cuisson légèrement huilé.

Ensuite, mélangez le fromage mascarpone et 2 cuillères à soupe d'huile de coco dans votre four micro onde.

Répartir la garniture sur la croûte.

Garnir de crème à fouetter épaisse.

Placer dans votre réfrigérateur jusqu'au moment de servir.

10. Bols de gâteaux au fromage au beurre d'arachide

(Prêt en 10 minutes environ | Portions 2)

Par portion: 233 calories; 19,2 g de matières grasses; 6g de glucides; 6,8 g de protéines; 0,9 g de fibres

Ingrédients

1/2 cuillère à café d'extrait de vanille

2 cuillères à soupe de beurre d'arachide onctueux

2 onces de fromage mascarpone, à température ambiante

1/2 tasse de crème double

1 cuillère à café de Stevia liquide

Préparations

Battre le fromage mascarpone avec la crème double et la stévia.

Ajouter la vanille et continuer à mélanger jusqu'à ce que tout soit bien incorporé.

Verser le mélange dans des bols individuels; garnir chaque bol d'une cuillère à café de beurre d'arachide. Prendre plaisir!

11. Soufflé au chocolat décadent

(Prêt en environ 15 minutes | Portions 4)

Par portion: 168 calories; 15,8 g de matières grasses; 6g de glucides; 4,5 g Protéine; 2,5 g de fibres

Ingrédients

3 oeufs

1 ½ once de beurre, fondu

1 ½ once de crème épaisse

4 cuillères à soupe de cacao en poudre, non sucré

2 cuillères à soupe de farine de coco

Préparation

Dans un bol à mélanger, mélanger la farine de noix de coco et la poudre de cacao avec ½ cuillère à café de levure chimique. Dans un autre bol, battre les œufs, le beurre et les crème; ajouter le mélange humide au mélange sec, ajouter un édulcorant céto de votre choix et mélanger à nouveau. Répartissez la pâte dans quatre ramequins beurrés. Cuire au four préchauffé à 360 degrés F pendant 8 à 11 minutes ou jusqu'à ce que le milieu soit encore mou.

Bon appétit!

12. Gâteau au fromage aux bleuets de la Saint-Valentin

(Prêt en environ 1 heure 10 minutes | Portions 2)

Par portion: 598 calories; 58,9 g de matières grasses; 7,4 g de glucides; 13,3 g de protéines; 2g de fibres

Ingrédients

Une poignée de myrtilles fraîches

4 cuillères à soupe de beurre, température ambiante

1/2 tasse de farine d'amande

6 onces de fromage ricotta, à température ambiante

2 œufs battus

Préparations

Dans un bol, bien mélanger le beurre et la farine d'amande.

Presser la croûte en une plaque de cuisson tapissée de papier parchemin et congeler pendant 30 minutes.

À l'aide d'un batteur électrique, fouetter le fromage ricotta avec un édulcorant céto granulé de choix (par exemple érythritol ou xylitol).

Pliez les œufs, un à la fois, et continuez à mélanger jusqu'à ce que tout soit bien incorporé.

Étalez la garniture sur la croûte préparée.

Cuire au four à 430 degrés F pendant 10 minutes; baisser la température du four à 350 degrés F et cuire au four pendant environ 25 minutes. Garnir de bleuets frais et servir.

13. Bonbons à la tarte aux pacanes

(Prêt en 10 minutes environ | Portions 2)

Par portion: 436 calories; 47,6 g de matières grasses; 6,9 g de glucides; 3,4 g de protéines; 4,5 g de fibres

Ingrédients

3 cuillères à soupe de cacao en poudre

2 cuillères à soupe d'huile de coco

1/4 tasse de beurre de coco

1 cuillère à café de Stevia liquide

1/4 tasse de pacanes, moulues

Préparations

Bien mélanger tous les ingrédients jusqu'à ce qu'ils soient bien mélangés.

Verser la pâte dans des moules à bonbons et congeler jusqu'au moment de servir. Dévorer!

14. Gâteau en tasse le plus facile jamais créé

(Prêt en 10 minutes environ | Portions 2)

Par portion: 143 calories; 10,7 g de matières grasses; 5,7 g de glucides; 5,7 g de protéines; 2,6 g de fibres

Ingrédients

4 cuillères à soupe de lait entier

4 cuillères à soupe de poudre de fruit de moine

4 cuillères à soupe de farine de cosse de psyllium

2 cuillères à soupe de graines de lin moulues

5 cuillères à soupe de farine d'amande

Préparations

Dans une tasse légèrement huilée, mélanger tous les ingrédients jusqu'à ce qu'ils soient bien mélangés.

Mettez au micro-ondes pendant 1 minute. Prendre plaisir!

15. Écorce de noix de coco aux canneberges

(Prêt en environ 1 heure 10 minutes | Portions 12)

Par portion: 107 calories; 11,1 g de matières grasses; 2,5 g de glucides; 0,4 g de protéines; 0,9 g de fibres

Ingrédients

1/2 tasse de beurre fondu

1/2 cuillère à café de Stevia liquide

1/3 tasse de canneberges

1 ½ tasse de flocons de noix de coco, non sucrés

Préparations

Dans votre robot culinaire, mélangez tous les ingrédients jusqu'à consistance lisse et crémeuse.

Presser la pâte dans un plat de cuisson recouvert de papier d'aluminium. Placez dans votre réfrigérateur jusqu'à ce qu'il soit assez ferme pour trancher ou environ 1 heure.

Couper en carrés et profitez-en!

16. Pudding au chia préféré

(Prêt en environ 10 minutes + temps de refroidissement | Portions 2)

Par portion: 225 calories; 20,3 g de matières grasses; 7,7 g de glucides; 3,8 g de protéines; 4,7 g de fibres

Ingrédients

3/4 tasse de lait de coco

2 cuillères à soupe de Swerve

1/2 cuillère à café de pâte de vanille

4 cuillères à soupe de graines de chia

2 cuillères à soupe de noix de coco râpée, non sucrée

Préparations

Bien mélanger les graines de chia, la vanille, le lait de coco et le Swerve.

Versez le pudding dans des contenants de stockage et laissez-le réfrigérer toute la nuit.

Répartissez le pudding dans 2 bols. Garnir avec la noix de coco râpée et dévorer!

17. Bonbons au chocolat aux arachides

(Prêt en environ 1 heure 5 minutes | Portions 6)

Par portion: 328 calories; 32,6 g de matières grasses; 7,7 g de glucides; 6,9 g de protéines; 2,7 g de fibres

Ingrédients

1/2 tasse d'huile de coco

1/4 tasse de xylitol

4 cuillères à soupe d'arachides grillées, moulues

1/2 tasse de beurre d'arachide, sans sucre ajouté

1/4 tasse de cacao en poudre, non sucré

Préparations

Faites fondre l'huile de coco et combinez-la avec du beurre d'arachide.

Ajouter la poudre de cacao et le xylitol; mélanger pour bien combiner. Figer pendant environ 1 heure.
Rouler le mélange en petites boules; rouler ces boules sur les arachides moulues et servir bien frais.

18. Biscuits à la noix de coco de Nana

(Prêt en environ 25 minutes | Portions 8)

Par portion: 142 calories; 13 g de matières grasses; 5,2 g de glucides; 3,5 g de protéines; 2,4 g de fibres

Ingrédients

2 cuillères à soupe d'huile de coco

2 tasses de farine de noix de coco

1/4 tasse de poudre de fruit de moine

1 cuillère à soupe de lait de coco

1 œuf, battu

Préparations

Fouettez l'huile de coco, le lait de coco et l'œuf jusqu'à consistance lisse et uniforme. Dans
un autre bol, mélanger la farine de noix de coco avec le fruit du moine; incorporer la levure chimique.
Ajouter le mélange de farine sèche au mélange humide et mélanger jusqu'à ce que tout soit bien combiné.
Rouler le mélange en boules de la taille d'une bouchée; placez les boules sur une feuille moule à biscuits recouvert et aplatir avec une fourchette. Cuire au four à 350 degrés F pendant environ 15 minutes. Bon appétit!

19. Gâteau fondu facile

(Prêt en environ 20 minutes | Portions 4)

Par portion: 478 calories; 45 g de matières grasses; 7,6 g de glucides; 10,6 g de protéines; 4,9 g de fibres

Ingrédients

3 onces de chocolat du boulanger, sans sucre

4 œufs

1 cuillère à soupe de cacao en poudre non sucré

4 onces de beurre

2 cuillères à soupe de farine d'amande

Préparations

Commencez par préchauffer votre four à 380 degrés F.Versez 2 tasses d'eau dans un plat de cuisson.

Battre les œufs et le beurre jusqu'à ce qu'ils soient bien mélangés. Faites fondre le chocolat et ajoutez le chocolat fondu dans le bol à mélanger.

Incorporer la farine d'amande et la poudre de cacao; ajouter Swerve au goût. Cuillère le mélange dans quatre ramequins beurrés.

Placez les ramequins dans le plat de cuisson. Cuire au four préchauffé de 10 à 12 minutes. Retourner chaque gâteau sur une assiette de service. Bon appétit!

20. Biscuits moelleux et aux noix

(Prêt en environ 20 minutes | Portions 6)

Par portion: 184 calories; 16,5 g de matières grasses; 6,4 g de glucides; 5g de protéines; 3,8 g de fibres

Ingrédients

6 cuillères à soupe de pacanes hachées

1 cuillère à soupe de beurre

3 cuillères à soupe de lait de coco

2 cuillères à soupe de beurre d'arachide

1 tasse de farine de noix de coco

Préparations

Dans un bol à mélanger, mélanger la farine de noix de coco et les pacanes; ajouter 2-3 cuillères à soupe de xylitol. Dans un autre bol, mélanger le lait de coco, le beurre d'arachide et beurre fondu.

**Mélanger le mélange de farine et les ingrédients secs à vitesse moyenne-élevée jusqu'à ce que bien combiné.
Façonnez la pâte en boules de la taille d'une bouchée et aplatissez-les avec votre mains.
Cuire au four préchauffé à 330 degrés F environ 10 minutes jusqu'à ce que brun doré sur le fond. Bon appétit!**

21. Porridge aux graines de lin et aux pacanes

(Prêt en environ 10 minutes + temps de refroidissement | Portions 2)

**Par portion: 327 calories; 32 g de matières grasses; 6,7 g de glucides; 4,8 g de protéines; 4,9 g de fibres
Ingrédients
1/2 tasse de lait de coco en conserve
2 cuillères à soupe de graines de lin dorées, moulues
Quelques gouttes de Stevia liquide
2 cuillères à soupe de pacanes, moulues
2 cuillères à soupe de farine de coco
Préparations
Dans une casserole, porter à ébullition 2/3 tasse d'eau et de lait de coco.
Ajouter les pacanes, la farine de noix de coco, les graines de lin dorées et la stévia liquide. Ensuite, réduire le feu à moyen-doux.
Continuez à mijoter pendant 2 à 3 minutes ou jusqu'à ce que le mélange épaississe légèrement. Servez bien glacé.**

22. Quatre-quarts au chocolat

(Prêt en environ 30 minutes | Portions 12)

Par portion: 296 calories; 27g de matières grasses; 5,6 g de glucides; 10,8 g de protéines; 2,7 g de fibres

Ingrédients

1/3 tasse de cacao en poudre, non sucré

2 tasses de farine d'amande

1 tasse de beurre de coco

2/3 tasse de lait entier, non sucré

1 tasse de Swerve

Préparations

Commencez par préchauffer votre four à 365 degrés F.

Mélanger la farine d'amande, le Swerve et la poudre de cacao; ajouter 1 cuillère à café de levure chimique et remuer à nouveau.

Ajouter le beurre de coco et le lait; ajouter l'extrait de caramel au beurre, si désiré, et mélanger à nouveau jusqu'à ce que le tout soit bien mélangé.

Verser la pâte dans un plat de cuisson légèrement beurré. Cuire au four préchauffé four pendant environ 20 minutes.

Placer sur une grille pour refroidir et servir.

23. Brownies Keto de base

(Prêt en environ 1 heure | Portions 10)

Par portion: 205 calories; 19,5 g de matières grasses; 5,4 g de glucides; 4,7 g de protéines; 3,2 g de fibres

Ingrédients

1/2 tasse d'huile de coco

3 onces de chocolat au four, non sucré

5 cuillères à soupe de farine de coco

1/2 tasse de cacao en poudre, non sucré

4 œufs

Préparations

Commencez par préchauffer votre four à 330 degrés F.

Bien mélanger la farine de noix de coco et la poudre de cacao; ajouter ½ cuillère à café de levure chimique.

Fouettez les œufs avec un édulcorant céto de votre choix;
ajouter la noix de coco fondue huile et chocolat.
Incorporer graduellement les ingrédients secs au mélange
d'œufs en fouettant constamment.
Grattez la pâte dans un plat de cuisson beurré.
Cuire au four préchauffé pendant 45 à 50 minutes ou jusqu'à ce
qu'un cure-dent inséré dans le milieu de votre brownie ressort
sec. Prendre plaisir!

24. Pouding au chocolat et à l'avocat

*(Prêt en environ 5 minutes + temps de refroidissement | Portions
2)*

Par portion: 163 calories; 14,6 g de matières grasses; 9,8 g de
glucides; 4,7 g de protéines; 5,9 g de fibres

Ingrédients

1/2 avocat mûr, dénoyauté et pelé
2 onces de fromage à la crème
4 cuillères à soupe de cacao en poudre non sucré
4 cuillères à soupe de lait d'amande
1/4 tasse d'édulcorant

Préparations

Mélangez tous les ingrédients ci-dessus jusqu'à ce qu'ils soient
bien mélangés. Servir dans des bols à dessert et savourer!

25. Carrés au beurre d'arachide

*(Prêt en environ 10 minutes + temps de refroidissement |
Portions 10)*

Par portion: 122 calories; 11,7 g de matières grasses; 4,9 g de
glucides; 1,5 g de protéines; 1,4 g de fibres

Ingrédients

1 bâton de beurre, température ambiante
1/3 tasse de Swerve
1/2 tasse de flocons de noix de coco non sucrés
1/3 tasse de cacao en poudre non sucré
1/3 tasse de beurre d'arachide

Préparations

Placez le beurre et le beurre d'arachide dans votre micro-ondes pendant 30 secondes ou jusqu'à ce qu'ils ont fondu. Incorporer les autres ingrédients et mélanger à nouveau. Versez le mélange sur une plaque à pâtisserie tapissée de papier d'aluminium. Congeler pendant 1 heure ou jusqu'à fermeté assez pour trancher. Dévorer!

26. Fudge à la noix de coco et au chocolat

(Prêt en environ 25 minutes | Portions 2)

Par portion: 405 calories; 40 g de matières grasses; 8,8 g de glucides; 6,3 g de protéines; 5,3 g de fibres

Ingrédients

1/4 tasse de farine de noix de coco
1/3 tasse d'huile de coco
2 onces de chocolat noir sans sucre, fondu
2 cuillères à soupe de lin moulu
1/3 tasse de xylitol

Préparations

Bien mélanger le lin moulu, la farine de noix de coco et le xylitol dans un bol; ajouter 1/2 cuillère à café de levure chimique. Dans un autre bol, fouettez l'huile de coco et le chocolat fondu. Incorporer le mélange humide au mélange sec et mélanger jusqu'à ce que tout soit bien combiné. Grattez la pâte dans un plat de cuisson recouvert de papier d'aluminium. Cuire au four préchauffé à 370 degrés F pendant environ 20 minutes ou jusqu'à ce qu'un un cure-dent sort sec. Dévorer!

27. Barres de gâteau au fromage aux amandes

(Prêt en 40 minutes environ | Portions 2)

Par portion: 509 calories; 48 g de matières grasses; 8,4 g de glucides; 13,2 g de protéines; 3,9 g de fibres

Ingrédients

8 cuillères à soupe de poudre de fruit de moine

1 œuf, battu

3 onces de fromage à la crème

2 cuillères à soupe d'huile de coco, à température ambiante

1/2 tasse de farine d'amande

Préparations

Mélangez les œufs, l'huile de coco, la farine d'amande et 4 cuillères à soupe de fruit de moine poudre dans un bol. Étalez ce mélange sur le fond d'un papier ciré tapissé poêle à frire. Battez le fromage à la crème avec les 4 cuillères à soupe restantes de fruits de moine. Cuillère ce mélange sur la croûte. Cuire au four préchauffé à 365 degrés F pendant environ 20 minutes. Stocker dans votre réfrigérateur jusqu'au moment de servir. Garnir d'amandes effilées et prendre plaisir!

28. Crêpes d'automne Keto

(Prêt en environ 15 minutes | Portions 6)

Par portion: 260 calories; 21,7 g de matières grasses; 6,9 g de glucides; 11,6 g de protéines; 3,8 g de fibres

Ingrédients

4 cuillères à soupe de purée de potiron, sans sucre

4 œufs

6 onces de fromage ricotta, à température ambiante

1 tasse de farine d'amande

1/2 tasse de pacanes, finement moulues

Mélanger la farine d'amande et les pacanes avec 1/2 cuillère à café de levure chimique.
Ajouter les œufs, un à la fois, en fouettant après chaque ajout. Ajouter de la ricotta purée de fromage et de potiron. Mélangez à nouveau pour bien mélanger.
Dans une poêle légèrement graissée, faites cuire vos crêpes environ 3 minutes chacune côté. Servir avec les garnitures céto préférées. Bon appétit!

29. Barres croustillantes maison

(Prêt en environ 30 minutes | Portions 10)

Par portion: 190 calories; 17,1 g de matières grasses; 5,9 g de glucides; 5,9 g de protéines; 2,7 g de fibres

Ingrédients

1 1/3 tasse de beurre d'arachide

1 oeuf

1/2 tasse de cœurs de chanvre

1 tasse de noix, moulues

1/2 tasse de Swerve granulé

Préparations

Strat en préchauffant votre four à 370 degrés F.
Mélangez tous les ingrédients jusqu'à ce que tout soit bien mélangé. Grattez la pâte en un plaque de cuisson tapissée de papier sulfurisé. Cuire au four préchauffé pendant environ 12 minutes. Bon appétit!

30. Biscuits à la cannelle à l'ancienne

(Prêt en environ 20 minutes | Portions 2)

Par portion: 316 calories; 27g de matières grasses; 9,1 g de glucides; 11,1 g de protéines; 5,3 g de fibres

Ingrédients

2 cuillères à soupe de farine de coco

1/3 tasse de poudre de fruit de moine

1/4 cuillère à café de cannelle

1 œuf, battu

1/3 tasse de beurre d'amande, à température ambiante

les directions

Commencez par préchauffer un four à 350 degrés F.

Bien mélanger tous les ingrédients jusqu'à ce qu'ils soient bien mélangés.

Rouler le mélange en boules et les placer sur une plaque à biscuits. Ensuite, aplatir chaque balle avec la paume de votre main. Cuire au four environ 15 minutes jusqu'à ce que le fond soit doré. Bon appétit!

31. Cheesecake aux amandes et à l'orange

(Prêt en environ 15 minutes + temps de refroidissement / Portions 12)

Par portion: 150 calories; 15,4 g de matières grasses; 2,1 g de glucides; 1,2 g de protéines; 0,1 g de fibres

Ingrédients

3 cuillères à soupe de Swerve

17 onces de crème au mascarpone

2 cuillères à soupe de jus d'orange

1 ½ tasse de farine d'amande

1 bâton de beurre, température ambiante

Préparations

Mélangez 2 cuillères à soupe de Swerve, la farine d'amande et le beurre. Presser la croûte en un un plat de cuisson recouvert de papier d'aluminium.

Mélangez les cuillères à soupe restantes de Swerve avec le fromage mascarpone et du jus d'orange; mélanger jusqu'à ce que tout soit bien combiné.
Répartir la garniture sur la croûte et servir bien frais.

32. Boules de gâteau au fromage au beurre d'arachide

(Prêt en environ 35 minutes | Portions 6)

Par portion: 406 calories; 40,5 g de matières grasses; 6,7 g de glucides; 7,5 g de protéines; 2,5 g de fibres

Ingrédients

6 onces de fromage à la crème

2 cuillères à soupe de beurre

4 cuillères à soupe de Swerve de confiseurs

1/3 tasse de cacao en poudre, non sucré

1 tasse de beurre d'arachide

Préparations

Mélangez tous les ingrédients ci-dessus jusqu'à ce qu'ils soient crémeux et lisses. Congeler de 30 à 40 minutes avant de servir. Prendre plaisir!

33. Petits gâteaux de type restaurant

(Prêt en environ 20 minutes | Portions 9)

Par portion: 163 calories; 17 g de matières grasses; 1,5 g de glucides; 2,3 g de protéines; 0,9 g de fibres

Ingrédients

6 œufs battus

2 cuillères à soupe de farine de lin

1/3 tasse de farine de noix de coco

1/2 tasse d'huile de noix de coco, fondue

3 cuillères à soupe de Swerve granulé

Préparations

Commencez par préchauffer votre four à 365 degrés F. Tapisser un moule à muffins avec doublures de cupcake.

Dans un bol à mélanger, fouetter les œufs avec l'huile de coco et Swerve jusqu'à ce qu'ils pâlissent et mousseux. Dans le deuxième bol, mélanger la farine de lin et la farine de noix de coco avec 1 cuillère à café de levure chimique.

Ajouter le mélange sec au mélange humide et mélanger pour combiner. Grattez la pâte dans le moule à muffins.

Cuire au four préchauffé pendant environ 15 minutes.

Bon appétit!

34. Soufflé au chocolat décadent

(Prêt en environ 15 minutes | Portions 4)

Par portion: 168 calories; 15,8 g de matières grasses; 6g de glucides; 4,5 g de protéines; 2,5 g de fibres

Ingrédients

3 oeufs

1 ½ once de beurre, fondu

1 ½ once de crème épaisse

4 cuillères à soupe de cacao en poudre, non sucré

2 cuillères à soupe de farine de coco

Préparations

Dans un bol à mélanger, mélanger la farine de noix de coco et la poudre de cacao avec 1/2 cuillère à café de levure chimique.

Dans un autre bol, battre les œufs, le beurre et la crème épaisse; ajouter le mouillé mélange au mélange sec, ajoutez un édulcorant céto de votre choix et mélangez à nouveau.

Répartissez la pâte dans quatre ramequins beurrés.

Cuire au four préchauffé à 360 degrés F pendant 8 à 11 minutes ou jusqu'à ce que le milieu est toujours doux. Bon appétit!

35. Mousse de gâteau au fromage au chocolat

(Prêt en environ 1 heure 10 minutes | Portions 3)

Par portion: 154 calories; 14,8 g de matières grasses; 6g de glucides; 2,8 g de protéines; 2,4 g de fibres

Ingrédients

1 cuillère à café d'extrait de caramel

4 cuillères à soupe de cacao en poudre, non sucré

1/2 tasse de Swerve

2 onces de fromage à la crème, à température ambiante

1/2 tasse de crème double

Préparations

Battre le fromage à la crème et la crème double jusqu'à la formation de pics fermes.

Ajoutez l'extrait de caramel, la poudre de cacao et le Swerve. Mélangez bien.

Réfrigérez au moins 1 heure et dégustez!

36. Sucettes glacées au yogourt au chocolat

(Prêt en environ 10 minutes + temps de refroidissement | Portions 8)

Par portion: 58 calories; 2,6 g de matières grasses; 5,5 g de glucides; 3,1 g de protéines; 1,2 g de fibres

Ingrédients

5 cuillères à soupe de cacao en poudre

1 3/4 tasse de yogourt nature

1/2 cuillère à café d'essence de vanille pure

3/4 tasse de Swerve

4 cuillères à soupe de lait entier

Préparations

Mélangez tous les ingrédients ci-dessus dans votre robot culinaire.
Verser dans des moules à popsicle et congeler pendant au moins 6 heures. Dévorer!

37. Gâteau au fromage à la vanille de maman

(Prêt en 40 minutes environ | Portions 8)

Par portion: 256 calories; 24,3 g de matières grasses; 5g de glucides; 6,1 g de protéines; 1,6 g de fibres

Ingrédients

10 onces de fromage à la crème, à température ambiante
2 oeufs
9 cuillères à soupe de xylitol
3 cuillères à soupe d'huile de coco
1 tasse de farine d'amande

Préparations

Commencez par préchauffer votre four à 330 degrés F.Versez de l'eau chaude dans un grand casserole, jusqu'à ce qu'elle soit de 3/4 de pouce de profondeur.

Mélangez l'huile de coco, la farine d'amande et 3 cuillères à soupe de xylitol pour faire la croûte. Presser la croûte au fond d'un moule à charnière légèrement beurré.

Cuire au four préchauffé de 7 à 8 minutes.

Ensuite, mélangez le fromage et les 6 cuillères à soupe restantes de xylitol. Pliez dans les oeufs, un à la fois, en mélangeant après chaque ajout à vitesse faible-moyenne.

Répartir la garniture sur la croûte préparée et répartir uniformément. Abaissez la moule à charnière dans la casserole avec de l'eau.

Cuire au four environ 30 minutes ou jusqu'à ce que le centre remue encore pendant que les bords sont ensemble.

Laissez refroidir votre cheesecake à température ambiante.

Bon appétit!

38. Soufflé au chocolat décadent

(Prêt en environ 15 minutes | Portions 4)

Par portion: 168 calories; 15,8 g de matières grasses; 6g de glucides; 4,5 g Protéine; 2,5 g de fibres

Ingrédients

3 oeufs

1 ½ once de beurre, fondu

1 ½ once de crème épaisse

4 cuillères à soupe de cacao en poudre, non sucré

2 cuillères à soupe de farine de coco

Préparation

Dans un bol à mélanger, mélanger la farine de noix de coco et la poudre de cacao avec ½ cuillère à café de levure chimique.

Dans un autre bol, battre les œufs, le beurre et les crème; ajouter le mélange humide au mélange sec, ajouter un édulcorant céto de votre choix et mélanger à nouveau.

Répartissez la pâte dans quatre ramequins beurrés.

Cuire au four préchauffé à 360 degrés F pendant 8 à 11 minutes ou jusqu'à ce que le milieu soit encore mou.

Bon appétit!

39. Cheesecake grec aux pacanes

(Prêt en environ 2 heures 20 minutes | Portions 10)

Par portion: 483 calories; 47,2 g de matières grasses; 5,8 g de glucides; 10,3 g de protéines; 1,7 g de fibres

Ingrédients

1 tasse de farine de pacanes

36 onces de fromage à la crème, température ambiante

4 œufs

1 ½ tasse de xylitol

4 cuillères à soupe de beurre fondu

Préparations

Mélanger la farine de pacane, 1 tasse de xylitol et le beurre
jusqu'à ce que le tout soit bien mélangé. Presse la croûte dans
un moule à charnière légèrement beurré.
Congelez pendant 30 minutes.
Pendant ce temps, battez le fromage à la crème avec les œufs
et 1/2 tasse de xylitol.
Retirer croûte du congélateur et verser la garniture préparée.
Cuire au four préchauffé de 55 à 60 minutes jusqu'à ce que le
dessus du gâteau au fromage tourne d'or.
Laissez refroidir votre cheesecake à température
ambiante. Prendre plaisir!

40. Fudge de style café

*(Prêt en 10 minutes environ + temps de refroidissement |
Portions 6)*

Par portion: 144 calories; 15,5 g de matières grasses; 2,1 g de
glucides; 0,8 g de protéines; 1,1 g de fibres

Ingrédients

1 cuillère à soupe de granulés de café instantané
4 cuillères à soupe de Swerve de confiseurs
4 cuillères à soupe de cacao en poudre
1 bâton de beurre
1/2 cuillère à café d'extrait de vanille

Préparations

Battre le beurre et Swerve à basse vitesse.
Ajouter le cacao en poudre, les granules de café instantané et la
vanille et continuer à mélanger jusqu'à ce que le tout soit bien
mélangé.
Verser la pâte dans une plaque à pâtisserie tapissée de papier
d'aluminium. Réfrigérer de 2 à 3 heures. Prendre plaisir!

41. Porridge à la noix de coco et aux graines

(Prêt en 15 minutes environ | Portions 2)

Par portion: 300 calories; 25,1 g de matières grasses; 8g de glucides; 4,9 g de protéines; 6g de fibres

Ingrédients

6 cuillères à soupe de farine de coco

1/2 tasse de lait de coco en conserve

4 cuillères à soupe de crème fraîche

2 cuillères à soupe de farine de lin

1 cuillère à soupe de graines de citrouille, moulues

Préparations

Dans une casserole, laisser mijoter tous les ingrédients ci-dessus à feu moyen-doux.

Ajoutez un édulcorant céto de votre choix.

Répartissez la bouillie dans des bols de service et dégustez!

42. Gâteau au fromage aux pacanes et à la lime

(Prêt en environ 30 minutes + temps de refroidissement | Portions 10)

Par portion: 296 calories; 20 g de matières grasses; 6g de glucides; 21g de protéines; 3,7 g de fibres

Ingrédients

1 tasse de flocons de noix de coco

20 onces de fromage mascarpone, température ambiante

1 ½ tasse de repas de pacanes

1/2 tasse de xylitol

3 cuillères à soupe de jus de citron vert

Préparations

Combinez le repas de noix de pécan, 1/4 tasse de xylitol et les flocons de noix de coco dans un mélange bol.

Presser la croûte dans un moule à charnière tapissé de papier sulfurisé. Congeler pendant 30 minutes.

Maintenant, battez le fromage mascarpone avec 1/4 tasse de xylitol avec un mixer.

Incorporer le jus de lime clé; vous pouvez ajouter de l'extrait de vanille, si vous le souhaitez.

Versez la garniture sur la croûte préparée. Laisser refroidir dans votre réfrigérateur pendant environ 3 heures. Bon appétit!

43. Biscuits au beurre de rhum

(Prêt en environ 10 minutes + temps de refroidissement / Portions 12)

Par portion: 400 calories; 40 g de matières grasses; 4,9 g de glucides; 5,4 g de protéines; 2,9 g de fibres

Ingrédients

1/2 tasse de beurre de coco

1 cuillère à café d'extrait de rhum

4 tasses de farine d'amande

1 bâton de beurre

1/2 tasse de Swerve de confiseurs

Préparations

Faites fondre le beurre de coco et le beurre. Incorporer le Swerve et l'extrait de rhum.

Ensuite, ajoutez la farine d'amande et mélangez pour combiner. Roulez les boules et placez-les sur une plaque à biscuits tapissée de papier sulfurisé. Placer dans votre réfrigérateur jusqu'au moment de servir.

44. Biscuits moelleux aux pépites de chocolat

(Prêt en environ 10 minutes + temps de refroidissement / Portions 10)

Par portion: 104 calories; 9,5 g de matières grasses; 4,1 g de glucides; 2,1 g de protéines; 2,6 g de fibres

Ingrédients

1/2 tasse de farine d'amande

4 cuillères à soupe de crème fraîche

1/2 tasse de pépites de chocolat sans sucre

2 tasses de noix de coco, non sucrée et râpée

1/2 tasse de sirop de fruit de moine

Préparations

Dans un bol à mélanger, mélanger tous les ingrédients ci-dessus jusqu'à ce qu'ils soient bien mélangés.

Façonnez la pâte en boules de la taille d'une bouchée.

Aplatissez les boules à l'aide d'une fourchette ou de votre main.

Mettez au réfrigérateur jusqu'au moment de servir.

45. Blondies moelleuses aux amandes

(Prêt en environ 55 minutes | Portions 10)

Par portion: 234 calories; 25,1 g de matières grasses; 3,6 g de glucides; 1,7 g de protéines; 1,4 g de fibres

Ingrédients

1/2 tasse de chocolat de boulangerie sans sucre, coupé en petits morceaux

1/4 tasse d'érythritol

2 cuillères à soupe d'huile de coco

1 tasse de farine d'amande

1 tasse de beurre d'amande

Préparations

Dans un bol à mélanger, mélanger la farine d'amande, le beurre d'amande et l'érythritol jusqu'à crémeux et uniforme.

Presser le mélange dans une plaque à pâtisserie tapissée de papier d'aluminium. Congelez de 30 à 35 minutes.

Faire fondre l'huile de coco et le chocolat du boulanger pour faire le glaçage. Répandre la glace sur votre gâteau; congeler

jusqu'à ce que le chocolat soit pris. Tranchez en barres et dévorez!

Haricots et céréales « gratuit »

83. Haricots roses avec pancetta et tomates

INGRÉDIENTS pour 4 portions

1 tasse de haricots roses, trempés
1 tasse de tomates, hachées
4 tranches de pancetta, coupées en dés
½ cuillère à café de romarin
½ cuillère à café de thym
Sel et poivre noir au goût

MODE D'EMPLOI et durée totale : env. 40 minutes

Réglez la casserole sur Sauté et faites cuire la pancetta jusqu'à ce qu'elle soit croustillante, environ 5 minutes ; mettre de côté. Ajouter les tomates, le thym et le romarin et cuire 2 minutes. Incorporer le reste des ingrédients, verser 4 tasses d'eau et fermez le couvercle. Faites cuire pendant 30 minutes sur manuel à haute. Lorsque vous êtes prêt, effectuez une libération rapide. Incorporer la pancetta et servir.

84.Soupe aux haricots avec du porc et des légumes

INGRÉDIENTS pour 5 portions

1 lb de filet de porc maigre, coupé en cubes
3 cuillères à soupe d'huile d'olive
5 tasses de bouillon de poulet
1 boîte (15 oz) de haricots rouges
1 tasse de poivrons rouges, coupés en dés
1 carotte, hachée
3 tasses de chou, tranché
1 oignon, haché
1 boîte (14 oz) de tomates en dés
Sel et poivre noir au goût
½ tasse de crème sure
1 cuillère à café de thym séché
2 cuillères à café de graines de carvi
2 gousses d'ail émincées

MODE D'EMPLOI et durée totale : env. 50 minutes

Réglez votre Instant Pot sur Sauté et faites chauffer l'huile d'olive. Ajouter
l'oignon, le porc, les poivrons, les carottes, l'ail, le thym, les graines de carvi, le
sel et le poivre noir et cuire pendant 5 à 6 minutes en remuant souvent. Verser le
bouillon, les tomates, le chou et les haricots rouges. Scellez le couvercle,
sélectionnez Manuel à haut, et cuire 15 minutes. Lorsque vous êtes prêt, relâchez
la pression naturellement pendant 10 minutes. Servir chaud
Bols de service avec une cuillerée de crème sure sur le dessus.

85.Ragoût aux deux haricots et pois chiches

INGRÉDIENTS pour 6 portions

½ tasse de haricots Anasazi, trempés
½ tasse de pois chiches
½ tasse de haricots rouges, trempés
2 poivrons, hachés
2 cuillères à soupe d'huile d'olive
2 oignons, hachés

2 carottes, hachées
1 boîte (14 oz) de tomates coupées en dés
1 cuillère à soupe de pâte d'ail
1 cuillère à soupe de thym
Sel et poivre noir au goût
1 avocat, tranché pour servir

MODE D'EMPLOI et durée totale : env. 40 minutes

Faire chauffer l'huile d'olive sur Sauté et cuire les oignons, la pâte d'ail, les poivrons et les carottes pendant 5 minutes jusqu'à ce que vous soumissionniez. Versez les haricots, les tomates, les pois chiches et 4 tasses d'eau. Assaisonner avec du sel, du poivre et thym. Sceller le couvercle, sélectionner Manuel et cuire 30 minutes à puissance élevée. Une fois prêt, faites un rapide libération de pression.
Servir garni de tranches d'avocat.

86 Ragoût de haricots de lima et d'épinards

INGRÉDIENTS pour 6 portions

2 tasses de haricots de Lima, trempés
2 tasses d'épinards
2 tasses de bouillon de légumes
2 gousses d'ail émincées
2 cuillères à soupe d'huile d'olive
2 échalotes, hachées
1 boîte (14 oz) de tomates coupées en dés
2 brins de romarin, hachés
Sel et poivre noir au goût

MODE D'EMPLOI et durée totale : env. 40 minutes

Placez les haricots de Lima dans la casserole et versez 4 tasses d'eau. Scellez le couvercle, sélectionnez Manuel et faites cuire pendant 5 minutes en haut. Faites un relâchement rapide de la pression. Égouttez et rincez les haricots sous l'eau froide.

Jeter le liquide de cuisson et réserver. Faire revenir l'huile chaude et faire cuire les échalotes et l'ail pendant 3 minutes. Ajouter les tomates, le bouillon et les haricots ; assaisonner selon l'envie. Scellez le couvercle et réglez sur High. Cuisinier pendant 10 minutes. Relâchez rapidement la pression. Incorporer les épinards et le romarin et cuire jusqu'à ce que les épinards se flétrit sur Sauté, pendant 5 minutes. Servir.

87 Ragoût de haricots noirs et quinoa

INGRÉDIENTS pour 5 portions

2 poivrons rouges, hachés
3 tasses de bouillon de légumes
1 tasse de chou frisé, haché
1 tasse de quinoa
½ tasse de céleri, haché
½ cuillère à café de poudre de chili
Sel et poivre noir au goût
1 oignon, coupé en dés
2 gousses d'ail émincées
1 tasse de haricots noirs en conserve
3 cuillères à soupe d'huile d'olive
Ciboulette hachée pour la garniture

MODE D'EMPLOI et durée totale : env. 35 minutes

Mettre sur Sauté et chauffer l'huile d'olive. Ajouter les oignons, les poivrons, le céleri et l'ail et cuire pour 4 minutes. Ajouter le quinoa, la poudre de chili, les haricots noirs et bien mélanger. Scellez le couvercle, sélectionnez Manuel à haute, et cuire pendant 7 minutes. Lorsque vous êtes prêt, relâchez la pression naturellement pendant 10 minutes. Incorporer le chou frisé et cuire 5 minutes sur Sauté. Assaisonner de sel et de poivre et verser dans des boules.
Servir avec de la ciboulette fraîchement hachée.

88.Tartinade aux haricots et shiitake pour enfants

INGRÉDIENTS pour 6 portions

2 tasses de haricots rouges, trempés
1 tasse de champignons shiitake
1 tasse d'oignons rouges, hachés
1 ½ cuillère à café de poivre de Cayenne
1 cuillère à soupe de beurre
1 cuillère à café de romarin
½ cuillère à café de cumin
Sel et poivre noir au goût

MODE D'EMPLOI et durée totale : env. 40 minutes

Faire fondre le beurre sur Sauté dans votre IP. Cuire les oignons pendant 3
minutes jusqu'à ce qu'ils soient tendres. Trancher les champignons, ajouter à la
casserole et cuire 3 minutes de plus jusqu'à tendreté. Incorporer les ingrédients
restants et verser 5 tasses d'eau. Sceller le couvercle et cuire en mode manuel
pendant 25 minutes à puissance élevée. Lorsque vous êtes prêt, faites une rapide
Libération de pression. Égoutter et transférer dans un robot culinaire.
Mélanger jusqu'à consistance lisse. Servir.

89.Bœuf en pot aux haricots

INGRÉDIENTS pour 4 portions

2 tasses de haricots rouges en conserve
½ lb de bœuf haché mélangé

¼ tasse de fromage Colby, râpé
1 cuillère à café d'ail émincé
1 oignon vert, haché
2 cuillères à soupe d'huile d'olive
Sel et poivre noir au goût
3 tasses de bouillon de poulet

MODE D'EMPLOI et durée totale : env. 25 minutes

Faire chauffer l'huile sur Sauté, ajouter l'oignon vert et l'ail et cuire 2
minutes. Ajouter le bœuf et cuire pour 6 minutes, en remuant souvent. Incorporer
les haricots et le bouillon. Sceller le couvercle et cuire 10 minutes en mode
manuel en haut. Faites un relâchement rapide de la pression.
Servir chaud, garni de fromage Colby.

90. Sarrasin aux champignons et au fromage

INGRÉDIENTS pour 4 portions

2 tasses de bouillon de poulet
1 tasse de sarrasin
½ tasse de Pecorino Romano, râpé
1 lb de champignons, tranchés
1 oignon, haché
2 cuillères à soupe d'huile d'olive
2 cuillères à soupe de sauge
1 cuillère à café d'ail émincé
Sel et poivre noir au goût
2 cuillères à soupe de persil

MODE D'EMPLOI et durée totale : env. 40 minutes

Faire chauffer l'huile sur Sauté. Ajouter les champignons, l'oignon et l'ail et cuire
5 minutes. Incorporer
Sarrasin et sauge, pendant 1 minute de plus. Verser le bouillon de poulet, le sel et
le poivre. Scellez le couvercle et cuire 8 minutes en mode manuel à haute. Faites
un relâchement naturel de la pression pendant 10 minutes. Incorporer Fromage
pecorino et persil et servir.

91.Garbanzo Haricots & Ragoût de Légumes Mixtes

INGRÉDIENTS pour 6 portions

4 carottes, pelées et hachées
1 boîte (16 oz) de pois chiches
1 courgette coupée en cubes
¼ cuillère à café de flocons de piment rouge
½ cuillère à café de cumin en poudre
Sel et poivre noir au goût
2 tasses de bouillon de légumes
1 boîte (14 oz) de tomates coupées en dés
2 gousses d'ail émincées
1 tasse d'oignons, coupés en dés
2 navets, coupés en cubes
2 cuillères à soupe de persil

MODE D'EMPLOI et durée totale : env. 26 minutes

Dans l'Instant Pot, ajoutez les tomates, l'ail, les oignons, les navets, les carottes,
le sel, le poivre, les flocons de piment rouge, et le bouillon et remuer pour
combiner. Fermez le couvercle, sélectionnez Manuel à haute et faites cuire
pendant 6 minutes. Quand on fait, faites une libération rapide. Incorporer les pois
chiches et les courgettes et cuire le ragoût pendant 10 minutes sur Sauté.
Saupoudrer de persil pour servir.

92.Grana pandas avec jambon et œufs

INGRÉDIENTS pour 6 portions

1 tasse de gruau à cuisson rapide
1 tasse de Grana Padano râpé
10 oz de jambon cuit, coupé en dés
2 œufs battus
3 cuillères à soupe de beurre
1 échalote, hachée
1 cuillère à café de paprika
Sel et poivre noir au goût

MODE D'EMPLOI et durée totale : env. 30 minutes

Faire fondre le beurre et saisir le jambon sur Sauté. Incorporer les échalotes et les épices et cuire 2 minutes. Ajouter à gruau et versez 3 tasses d'eau. Sceller le couvercle et cuire 13 minutes en mode manuel à haute. Fait un relâchement rapide de la pression. Incorporer le fromage Grana Padano et les œufs pendant 4 minutes sur Sauté.

93.Picante Trempette aux haricots rouges et au maïs

INGRÉDIENTS pour 6 portions

1 tasse de grains de maïs frais
1 tasse de haricots rouges, trempés
1 tasse d'oignons, hachés finement
½ cuillère à café de graines de céleri
2 cuillères à soupe d'huile végétale
Sel et poivre noir au goût
½ cuillère à café de cumin
1 tasse de sauce piquante douce
1 gousse d'ail écrasée
2 cuillères à soupe de persil

MODE D'EMPLOI et durée totale : env. 35 minutes

Faire chauffer l'huile sur Sauté, ajouter les oignons, l'ail, les graines de céleri, le cumin, le sel et le poivre et cuire pendant 3 minutes. Versez 3 tasses d'eau et les grains de maïs. Scellez le couvercle, sélectionnez Manuel et faites cuire pendant 30 minutes en haut. Une fois la cuisson terminée, relâchez rapidement la pression. Transfert vers un aliment, mélanger et mélanger jusqu'à consistance lisse. Incorporer la sauce piquante et servir garni de persil.

94 Haricots pinto au cari

INGRÉDIENTS pour 4 portions

1 tasse de haricots pinto, trempés
2 tomates, hachées
1 oignon, haché
1 cuillère à soupe de curry en poudre
2 cuillères à soupe d'huile d'olive
2 gousses d'ail émincées
½ cuillère à café de cumin
1 cuillère à café de paprika
2 cuillères à soupe de thym, haché
Sel et poivre noir au goût

MODE D'EMPLOI et durée totale : env. 45 minutes

Placez les haricots pinto, le sel, le poivre et 1 cuillère à soupe d'huile dans votre IP. Couvrir d'eau et sceller le couvercle. Cuisinier pendant 30 minutes sur Manual at High. Lorsque vous êtes prêt, relâchez rapidement la pression. Incorporer le reste Ingrédients. Cuire encore 5 minutes sur Sauté. Saupoudrer de thym pour servir.

95 Trempette aux haricots maison

INGRÉDIENTS pour 6 portions

¼ tasse de piment serrano, haché
1 tasse de haricots rouges, trempés
1 oignon doux, haché
2 tomates mûres, hachées
1 cuillère à soupe de coriandre hachée
2 cuillères à soupe d'huile d'olive
1 cuillère à soupe de jus de citron vert
Sel et poivre noir au goût
Craquelins pita à servir
3 tasses d'eau

MODE D'EMPLOI et durée totale : env. 40 minutes

Ajoutez des haricots et de l'eau dans votre IP. Fermez le couvercle et sélectionnez Manuel pendant 30 minutes à High. Une fois que prêt, faites un relâchement rapide de la pression. Transférer dans un bol et ajouter le reste des ingrédients. Mélange le mélange avec un mélangeur à immersion jusqu'à obtenir une consistance lisse et servir avec des craquelins pita.

96.Miel Quinoa aux Noix

INGRÉDIENTS pour 4 portions

1 tasse de quinoa
2 cuillères à soupe de noix, hachées
½ cuillère à café de clous de girofle
½ cuillère à café de cannelle
¼ cuillère à café de muscade
¼ tasse de miel, réservez un peu

MODE D'EMPLOI et durée totale : env. 20 minutes
Placez tous les ingrédients dans votre Instant Pot ; remuer pour bien
mélanger. Versez 6 tasses d'eau. Sceller le couvercle et cuire en mode manuel
pendant 15 minutes à puissance élevée. Une fois terminé, faites un relâchement
rapide de la pression. Servir arroser d'un peu de miel.

97.Saucisse italienne aux haricots et pois chiches

INGRÉDIENTS pour 6 portions

3 saucisses italiennes, tranchées
1 tasse de haricots noirs, trempés
1 tasse de pois chiches, trempés
1 poivron rouge, tranché
4 tasses de bouillon de poulet
2 tomates, hachées
3 cuillères à café d'huile végétale
2 carottes, coupées en bâtonnets
1 cuillère à café de piment, émincé
Sel et poivre noir au goût
1 tasse d'oignons doux, hachés
3 gousses d'ail émincées
1 feuille de laurier

2 cuillères à soupe de persil, pour la garniture

MODE D'EMPLOI et durée totale : env. 35 minutes

Faire chauffer l'huile sur Sauté, ajouter les saucisses et faire dorer pendant 3-5 minutes. Incorporer les oignons et l'ail et remuer faire frire pendant 2-3 minutes. Ajoutez le reste des ingrédients, sélectionnez Manuel et laissez cuire 20 minutes à Haute. Lorsque vous êtes prêt, relâchez rapidement la pression. Servir avec du persil.

98 Meilleur Chili aux haricots noirs

INGRÉDIENTS pour 4 portions

1 tasse de haricots noirs, trempés
1 tasse d'oignons rouges, hachés
1 carotte, hachée
2 cuillères à soupe de coriandre hachée
½ cuillère à café de cumin
1 cuillère à café de poudre de chili
1 gousse d'ail émincée
Sel et poivre noir au goût
2 cuillères à soupe d'huile d'olive
2 tomates, hachées

MODE D'EMPLOI et durée totale : env. 40 minutes

Sur Sauté, chauffer l'huile d'olive et cuire les oignons, la carotte, l'ail, le cumin et le chili pendant 3 minutes en remuant fréquemment. Versez 4 ½ tasses d'eau et ajoutez les tomates et les haricots. Sceller le couvercle et cuire Manuel pendant 30 minutes à High. Lorsque vous avez terminé, effectuez un relâchement rapide. Rectifier l'assaisonnement, verser dans des bols et servir garni de coriandre.

99.Crevettes tigrées aux lentilles rouges

INGRÉDIENTS pour 6 portions

2 tasses de lentilles rouges
1 lb de crevettes tigrées
1 tasse d'oignons verts, hachés
½ cuillère à soupe de pâte de miso
2 poivrons, hachés
4 tasses de bouillon de légumes
2 cuillères à soupe d'huile de pépins de raisin
2 tomates italiennes, hachées
1 cuillère à café de mélasse
Sel et poivre noir au goût
½ cuillère à café de cumin
2 cuillères à soupe de persil

MODE D'EMPLOI et durée totale : env. 30 minutes

Faire chauffer l'huile sur Sauté et faire sauter les crevettes pendant 8
minutes ; mettre de côté. Ajouter les oignons verts et les poivrons et cuire 3
minutes. Incorporer la pâte de miso, le cumin, la mélasse, le sel et le poivre noir
pendant 1 minute.
Versez le bouillon et les lentilles rouges, puis fermez le couvercle et faites cuire
en mode manuel pendant 15 minutes à puissance élevée. Une fois terminé, faites
un relâchement rapide de la pression. Ajouter les crevettes et garnir de persil
pour servir.

100 Haricots au beurre de romarin

INGRÉDIENTS pour 6 portions

2 cuillères à café d'huile d'olive
2 tasses de haricots beurre, trempés
2 gousses d'ail émincées
1 feuille de laurier
Sel et poivre noir au goût
1 oignon, haché
2 tomates, hachées
2 cuillères à soupe de romarin, haché

MODE D'EMPLOI et durée totale : env. 20 minutes

Faire chauffer l'huile d'olive et faire revenir l'oignon, l'ail, le sel et le poivre pendant 3 minutes jusqu'à ce qu'ils soient tendres. Versez haricots beurre, tomates et 4 tasses d'eau. Sceller le couvercle, sélectionner Manuel et cuire 15 minutes en haut. Une fois terminé, faites un relâchement rapide de la pression. Jeter la feuille de laurier et garnir de romarin pour servir.
A déguster avec du pain grillé.

101.Buckwheat avec légumes et jambon

INGRÉDIENTS pour 4 portions
½ tasse de sarrasin
½ lb de jambon cuit, haché
1 tasse de champignons, tranchés
1 tasse de poivrons, hachés
2 cuillères à soupe de beurre
2 oignons verts, hachés
2 tasses de bouillon de légumes
1 cuillère à café de curcuma, émincé
¼ tasse de fenouil, haché
Sel et poivre noir au goût

MODE D'EMPLOI et durée totale : env. 30 minutes

Faire fondre le beurre sur Sauté, ajouter les oignons et cuire 3
minutes. Incorporer les champignons, le fenouil et la cloche des poivrons et cuire
encore 3 minutes. Ajouter le jambon et le curcuma et cuire 1 minute. Incorporer
les ingrédients restants. Sceller le couvercle et cuire en mode manuel pendant 18
minutes à puissance élevée. Lorsque vous avez terminé, relâchez rapidement la
pression. Servir.

102.Figuier frais et orge banane

INGRÉDIENTS pour 4 portions

1 tasse d'orge, rincée
¼ tasse de figues fraîches, hachées
2 bananes, tranchées
1 tasse de lait
2 tasses d'eau
½ cuillère à café d'extrait de vanille
½ cuillère à café de cannelle
½ tasse) de sucre

MODE D'EMPLOI et durée totale : env. 20 minutes

Dans votre IP, placez l'orge, la vanille, le sucre, le lait et l'eau. Fermez le
couvercle, sélectionnez Manuel et faites cuire pendant 10 minutes à
High. Lorsque vous êtes prêt, relâchez rapidement la pression. Égrainer l'orge
avec une fourchette et remuer dans les bananes et les figues.
Servir saupoudrer de cannelle.

103 Salade de haricots blancs et d'avocat

INGRÉDIENTS pour 4 portions

2 avocats, coupés en dés
Sel et poivre noir au goût
½ tasse de coriandre fraîche, hachée
¼ cuillère à café de sauce aux piments forts
2 cuillères à soupe d'huile d'olive
1 tasse de haricots blancs, trempés
1 citron vert, pressé
1 tasse d'oignons rouges, hachés

MODE D'EMPLOI et durée totale : env. 35 minutes

Versez 2 tasses d'eau et ajoutez les haricots blancs à votre IP. Sélectionnez
Manuel et cuisez pendant 30 minutes en haut. Une fois terminé, relâchez
rapidement la pression. Égoutter les haricots et les transférer dans un bol pour les
refroidir.
Ajouter la sauce au piment fort, les avocats, l'huile d'olive, le jus de lime, le sel
et le poivre et mélanger pour enrober. Servir garni de coriandre.

104. Pain de maïs préféré «Ever»

INGRÉDIENTS pour 4 portions

1 ¼ tasse de semoule de maïs
1 tasse de crème épaisse
2 cuillères à soupe de beurre fondu
2 œufs battus
½ tasse) de sucre
½ cuillère à café de sel
1 cuillère à café de levure chimique

MODE D'EMPLOI et durée totale : env. 40 minutes

Mélangez les ingrédients secs dans un bol. Fouettez les humides dans un autre bol. Remuez doucement le mouillé ingrédients dans les ingrédients secs. Transférer le mélange dans un plat de cuisson graissé. Verser 1 tasse eau dans votre IP et abaissez un dessous de plat. Placez le plat sur le dessous de plat et fermez le couvercle. Cuisson manuelle pendant 30 minutes à High. Lorsque vous êtes prêt, effectuez une libération rapide. Servir frais.

105. Salade d'orge perlée et d'olives noires

INGRÉDIENTS pour 4 portions

¼ tasse d'orge perlé, rincée
½ tasse d'oignon, tranché finement
½ tasse d'olives noires, tranchées
2 cuillères à soupe d'huile d'olive
2 poivrons, tranchés finement
1 tasse de tomates raisins, coupées en dés
1 cuillère à soupe de vinaigre
½ tasse de fromage bleu, émietté
Sel et poivre noir au goût
1 cuillère à café de basilic séché

MODE D'EMPLOI et durée totale : env. 20 minutes

À l'Instant Pot, ajoutez de l'orge, 4 tasses d'eau et du sel. Sceller le couvercle et cuire 10 minutes
Manuel en haut. Lorsque vous êtes prêt, effectuez une libération rapide et ouvrez le couvercle. Égoutter et transférer l'orge dans un bol pour refroidir. Ajouter l'oignon, les poivrons, les tomates et les olives noires et mélanger pour combiner. Transférer dans un plat de salade. Dans un bol, fouetter l'huile d'olive, le vinaigre, le sel, le poivre et le basilic et verser sur la salade. Garnir de fromage bleu pour servir.

106.Easy Barley Pilaf aux noix de cajou

INGRÉDIENTS pour 6 portions

1 ½ tasse d'orge
2 cuillères à café de beurre
3 tasses de bouillon de poulet
2 oignons blancs, hachés
2 carottes, hachées
Sel et poivre noir au goût
4 cuillères à soupe de noix de cajou grillées
1 gousse d'ail émincée

MODE D'EMPLOI et durée totale : env. 15 minutes

Sélectionnez Faire sauter et faire fondre le beurre. Cuire les oignons et l'ail pendant 3 minutes jusqu'à ce qu'ils soient tendres. Ajouter dans les carottes et cuire encore 4 minutes. Incorporer le reste des ingrédients, à l'exception des noix de cajou. Sceller le couvercle, sélectionner Manuel et cuire 8 minutes à puissance élevée. Ensuite, faites un relâchement rapide de la pression. Égrainer l'orge avec une fourchette et transférer dans une assiette. Servir parsemer de noix de cajou.

107 Ragoût de bœuf aux pois cassés

INGRÉDIENTS pour 4 portions

1 ½ tasse de pois cassés verts
½ lb de ragoût de bœuf, coupé en cubes
1 tasse d'oignons verts, hachés

2 gousses d'ail émincées
4 pommes de terre, pelées et coupées en dés
1 tasse de carottes, hachées
2 cuillères à café d'huile végétale
1 tasse de fenouil, haché
2 tasses de bouillon de poulet
Sel et poivre noir au goût
1 feuille de laurier
1 boîte (14 oz) de tomates en dés

MODE D'EMPLOI et durée totale : env. 40 minutes

Faire chauffer l'huile et faire revenir les oignons verts, l'ail, les carottes, le fenouil, le sel et le poivre pendant 4 minutes. Ajouter dans le bœuf et cuire 5 minutes jusqu'à ce qu'il soit légèrement doré. Ajouter les tomates, les pommes de terre, le laurier et Stock.
Sceller le couvercle et cuire en mode manuel pendant 20 minutes à puissance élevée. Lorsque vous êtes prêt, faites une pression rapide Libération. Jeter la feuille de laurier.

108 Ragoût de haricots blancs au fenouil

INGRÉDIENTS pour 4 portions

2 tasses de haricots blancs, trempés
½ bulbe de fenouil, haché
½ tasse de Grana Padano, râpé
½ tasse d'oignons nouveaux, hachés
2 cuillères à café d'huile d'olive
3 gousses d'ail émincées
Sel et poivre noir au goût
2 c. À soupe de persil haché
1 cuillère à café de paprika
1 boîte (14 oz) de tomates en dés

MODE D'EMPLOI et durée totale : env. 40 minutes

Sélectionnez Faire sauter et chauffer l'huile d'olive. Ajouter l'ail, le fenouil et les oignons nouveaux et cuire jusqu'à soumissionner. Ajouter le reste des ingrédients, sauf le fromage. Versez 4 tasses d'eau. Sceller le couvercle, appuyez sur Manuel et faites cuire 30 minutes à puissance élevée. Une fois la cuisson terminée, faites un rapide libération de pression. Servir garni de fromage Grana Padano râpé et parsemer de persil.

109.Soupe aux pommes de terre et aux pommes de terre

INGRÉDIENTS pour 4 portions

½ tasse d'orge perlé
4 pommes de terre, pelées et coupées en dés
1 carotte coupée en dés
1 cuillère à café de pâte d'ail
1 branche de céleri, hachée
1 tasse d'oignons rouges, hachés
3 cuillères à café d'huile d'olive
4 tasses de bouillon de poulet
½ cuillère à café de sauge séchée
1 cuillère à café de flocons de piment rouge
Sel et poivre noir au goût
2 cuillères à soupe de persil

MODE D'EMPLOI et durée totale : env. 45 minutes

Faire chauffer l'huile sur Sauté et faire sauter la carotte, la pâte d'ail, le céleri, les oignons rouges, la sauge, le sel et le poivre pendant 5 minutes. Ajouter l'orge et le bouillon. Sceller le couvercle, sélectionner Manuel et cuire 30 minutes à puissance élevée.

Une fois prêt, faites une libération naturelle pendant 10 minutes. Servir garni de persil.

110.Épine et haricots rouges aux champignons

INGRÉDIENTS pour 4 portions

1 tasse de haricots rouges
½ tasse d'épeautre
2 tasses de champignons, tranchés
4 oignons verts, hachés
1 gousse d'ail émincée
2 cuillères à café d'huile d'olive
½ poivre serrano, émincé
1 tasse de tomates coupées en dés
3 tasses de bouillon de poulet
Sel et poivre noir au goût

MODE D'EMPLOI et durée totale : env. 30 minutes

Faire chauffer l'huile d'olive sur Sauté et cuire les oignons verts, l'ail, les champignons et le piment serrano pendant 5 minutes jusqu'à tendreté. Ajoutez le reste des ingrédients. Sceller le couvercle et cuire en mode manuel pendant 25 minutes en haut. Lorsque vous êtes prêt, relâchez rapidement la pression. Servir chaud.

111. Trempette aux haricots paprika Lima avec pancetta

INGRÉDIENTS pour 6 portions

4 tranches de pancetta, hachées
20 oz de haricots de Lima surgelés
3 cuillères à café de beurre fondu
½ cuillère à café de paprika
Sel et poivre noir au goût

MODE D'EMPLOI et durée totale : env. 30 minutes

Mettre sur Sauté et cuire la pancetta pendant 5 minutes ; mettre de côté. Ajouter les haricots dans la casserole et couvrir d'eau. Sceller le couvercle et cuire en mode manuel pendant 10 minutes à puissance élevée. Lorsque vous êtes prêt, faites une pression rapide Libération.
Égoutter et transférer dans un robot culinaire avec le beurre, le paprika, le sel et le poivre.
Mélanger jusqu'à consistance lisse et servir avec de la pancetta.

112.Porridge aux pêches et aux raisins dorés

INGRÉDIENTS pour 4 portions
1 ½ tasse d'avoine coupée en acier
1 ½ tasse de lait
Une poignée de raisins secs dorés
8 pêches, hachées
1 cuillère à café de pâte de vanille
¾ tasse de cassonade

MODE D'EMPLOI et durée totale : env. 15 minutes

Combinez tous les ingrédients de votre IP. Versez 2 ¼ tasses d'eau. Scellez le couvercle, sélectionnez Manuel et cuire 8 minutes à puissance élevée. Ensuite, faites un relâchement rapide de la pression.

113 Purée de haricots pinto épicée

INGRÉDIENTS pour 6 portions

1 ½ cuillère à café d'ail en poudre
1 tasse d'oignons doux, hachés
2 tasses de haricots pinto, trempés
3 cuillères à café d'huile végétale
1 cuillère à café de poudre de chili
¼ cuillère à café de poivron rouge
Sel et poivre noir au goût
½ tasse de coriandre fraîche, hachée

MODE D'EMPLOI et duree totale: env. 40 minutes

Faire chauffer l'huile sur Sauté et cuire les oignons pendant 3 minutes. Ajouter les haricots et 4 tasses d'eau. Assaisonner avec sel, poivrons noirs et rouges. Fermez le couvercle, sélectionnez Manuel et laissez cuire 30 minutes à puissance élevée. Quand prêt, faites une libération rapide. Égouttez les haricots et écrasez-les avec un presse-purée. Incorporer l'ail et poudres de chili, poivron rouge, sel et poivre. Saupoudré de coriandre pour servir.

114 Boulgour au fromage avec oignons de printemps

INGRÉDIENTS pour 6 portions

2 tasses de boulgour

4 tasses de bouillon de légumes
3 cuillères à soupe de beurre
1 tasse d'oignons verts, hachés
½ tasse de fromage de chèvre
Sel et poivre noir au goût
1 cuillère à café de romarin
1 gousse d'ail émincée

MODE D'EMPLOI et durée totale : env. 25 minutes

Faire fondre le beurre en sautant. Ajouter les oignons nouveaux et l'ail et cuire jusqu'à ce qu'ils soient tendres, environ 3 minutes. Incorporer les ingrédients restants, à l'exception du fromage. Sceller le couvercle et cuire 15 minutes en mode manuel en haut. Lorsque vous êtes prêt, relâchez rapidement la pression. Incorporer le fromage de chèvre et servir.

115. Trempette aux lentilles jaunes

INGRÉDIENTS pour 6 portions

1 tasse de lentilles jaunes, rincées
¼ cuillère à café de dukkah
1 gousse d'ail émincée
1 cuillère à soupe de concentré de tomate
1 cuillère à soupe de tahini
2 cuillères à soupe d'huile végétale
½ cuillère à café de sirop d'érable
Sel et poivre noir au goût
½ cuillère à café de sauge sèche, émincée
¼ cuillère à café de cardamome

MODE D'EMPLOI et durée totale : env. 20 minutes

Versez 2 tasses d'eau et ajoutez les lentilles dans la casserole. Sceller le couvercle et cuire 5 minutes en mode manuel à Haute. Permettre un relâchement naturel de la pression, environ 10 minutes. Égoutter et transférer dans un aliment processeur. Ajouter le reste des ingrédients et mélanger jusqu'à consistance lisse. Servir chaud.

116. Haricots noirs et piment vert avec queso

INGRÉDIENTS pour 4 portions

4 oz de fromage Pepper Jack, coupé en cubes
4 oz de fromage à la crème
½ cuillère à café de sauce aux poivrons rouges
1 cuillère à café de poivron rouge broyé
1 gousse d'ail émincée
2 oz de piments verts coupés en dés
1 tasse de haricots noirs, trempés
¼ tasse de parmesan, râpé
½ tasse de mayonnaise

MODE D'EMPLOI et durée totale : env. 15 minutes

Placez les haricots noirs dans votre Instant Pot et couvrez d'eau. Sceller le couvercle, appuyer sur Manuel et cuire 30 minutes à puissance élevée. Après la cuisson, relâchez rapidement la pression. Égouttez les haricots et transférer dans un bol. Fouettez les fromages avec le reste des ingrédients dans un autre bol. Ajouter le mélanger aux haricots et mélanger pour combiner.

117. Haricots blancs au thon

INGRÉDIENTS pour 4 portions

20 oz de thon blanc en conserve dans l'eau, égoutté et émietté
1 lb de haricots blancs, trempés
2 tasses de tomates, hachées
1 gousse d'ail écrasée
Sel et poivre noir au goût
4 cuillères à soupe d'huile d'olive
2 cuillères à soupe de basilic, haché

MODE D'EMPLOI et durée totale : env. 50 minutes

Faire chauffer l'huile d'olive sur Sauté. Faites frire l'ail pendant 1 minute. Ajouter les haricots et couvrir d'eau. Scellez le couvercle, sélectionnez Manuel et faites cuire 30 minutes à puissance élevée. Lorsque vous êtes prêt, effectuez une libération rapide. Incorporer le thon, tomates, sel et poivre, et cuire 3 minutes sur Sauté. Saupoudrer de basilic.

118.Hazelnut, banane et millet de dattes

INGRÉDIENTS pour 6 portions

2 tasses de millet
1 tasse de lait
2 bananes, tranchées
½ tasse de noisettes, hachées
¼ tasse de dattes, hachées
½ cuillère à café de vanille
½ cuillère à café de cannelle
2 cuillères à soupe d'huile d'olive
Une pincée de sel

MODE D'EMPLOI et durée totale : env. 25 minutes

Combinez tous les ingrédients, à l'exception des bananes et des noisettes, dans votre Instant Pot. Versez 2 tasses d'eau, fermez le couvercle et laissez cuire 10

minutes en mode manuel à haute. Lorsque vous êtes prêt, effectuez une
libération rapide.
Servir garni de tranches de bananes et de noisettes hachées.

119.Porridge aux pommes et aux noix du Brésil

INGRÉDIENTS pour 4 portions

½ tasse de noix du Brésil, hachées
1 ½ tasse d'avoine
½ tasse de lait
2 pommes, tranchées
1 cuillère à soupe de sirop d'érable
2 cuillères à café de beurre
½ cuillère à café de miel
2 ½ tasses d'eau

MODE D'EMPLOI et durée totale : env. 15 minutes

Placez tous les ingrédients, à l'exception des pommes et des noix du Brésil, dans
votre IP. Versez de l'eau. Sceller le couvercle et cuire 8 minutes en mode manuel
à haute. Lorsque vous êtes prêt, relâchez rapidement la pression. Garnir de
pommes et les noix à servir.

120.Papaya et quinoa au miel

INGRÉDIENTS pour 6 portions

1 ½ tasse de quinoa blanc
½ tasse de miel

1 tasse de papaye, écrasée
2 cuillères à soupe de beurre
½ cuillère à café de vanille
Une pincée de sel

MODE D'EMPLOI et durée totale : env. 15 minutes

Placez le quinoa, 3 tasses d'eau, le beurre, la vanille et le sel dans votre Instant
Pot. Sceller le couvercle et cuire pendant 8 minutes sur Manual at High. Une fois
terminé, relâchez rapidement la pression. Incorporer la papaye et arroser avec du
miel pour servir.

121.Couscous aux cerises et macadamia

INGRÉDIENTS pour 4 portions

1 ½ tasse de couscous
½ tasse de macadamia, hachée
¼ tasse de cerises, hachées
½ bulbe de fenouil, haché
Sel et poivre noir au goût
½ oignon, haché
14 oz de bouillon de poulet
1 cuillère à soupe de beurre

MODE D'EMPLOI et durée totale : env. 15 minutes

Faire fondre le beurre et faire revenir l'oignon et le fenouil pendant 4
minutes. Incorporer le reste des ingrédients. Verser dans ¼ tasse d'eau. Sceller le
couvercle et cuire 3 minutes en mode manuel à haute. Une fois terminé, relâchez
la pression rapidement. Servir.

122 Poulet crémeux au quinoa

INGRÉDIENTS pour 4 portions
2 cuillères à café d'huile d'olive
1 ½ tasse de quinoa
3 tasses de bouillon de poulet
½ tasse de fromage Colby, râpé
1 tasse de poitrines de poulet, hachées
1 tasse moitié-moitié
¼ tasse de parmesan râpé
Sel et poivre noir au goût

MODE D'EMPLOI et durée totale : env. 15 minutes

Faire chauffer l'huile d'olive sur Sauté et saisir le poulet pendant 5
minutes. Ajouter le quinoa et le bouillon. Sceller le couvercle et cuire en mode
manuel pendant 12 minutes à puissance élevee. Faites un relâchemont rapide de
la pression. Incorporer la moitié et la moitié, Colby et parmesan et cuire 3
minutes sur Sauté. Servir chaud.

123.Serrano Piment Boulgour

INGRÉDIENTS pour 4 portions

2 cuillères à soupe de persil
1 cuillère à café de poivre serrano, émincé
1 gousse d'ail émincée
1 tasse de boulgour
2 cuillères à soupe d'huile d'olive
4 oignons verts, hachés
1 tasse de tomates coupées en dés
Sel et poivre noir au goût

MODE D'EMPLOI et durée totale : env. 30 minutes

Faire chauffer l'huile d'olive sur Sauté et cuire les oignons verts, l'ail, les champignons et le piment serrano pendant 5 minutes. Ajouter le boulgour, les tomates et 2 tasses d'eau. Sceller le couvercle, sélectionner Manuel et cuire pendant 15 minutes à High. Lorsque vous êtes prêt, relâchez rapidement la pression. Servir chaud.

124. Bulgur aux légumes

INGRÉDIENTS pour 4 portions

1 tasse de boulgour
1 oignon, haché
1 tasse de fleurons de chou-fleur
1 carotte, tranchée
1 tasse de pois
1 cuillère à soupe d'huile d'olive
2 cuillères à café de zeste de citron
¼ tasse de jus de citron
2 tasses de bouillon de légumes
Sel et poivre noir au goût

MODE D'EMPLOI et durée totale : env. 20 minutes

Faire chauffer l'huile sur Sauté ; cuire l'oignon pendant 2 minutes. Incorporer les ingrédients restants, sceller le couvercle et cuire 10 minutes en mode manuel. Faites un relâchement rapide de la pression. Servir.

Pâtes et riz (Gratuit)

125 Linguine à la saucisse au fromage et au pepperoni

INGRÉDIENTS pour 4 portions

4 oz de fromage provolone, râpé
1 lb de linguine
14 oz de sauce pour pâtes
½ lb de saucisses italiennes, tranchées
4 oz de pepperoni, tranché
4 oz de mozzarella, râpée
2 cuillères à soupe d'huile d'olive
1 cuillère à café d'ail émincé
Sel et poivre noir au goût

MODE D'EMPLOI et durée totale: env. 20 minutes

Faire chauffer l'huile d'olive sur Sauté. Cuire les saucisses et l'ail pendant 4 à 5 minutes. Incorporer le reste des ingrédients, à l'exception des fromages et du pepperoni. Versez 2 tasses d'eau. Sceller le couvercle et cuire pendant 8 minutes sur Manual at High. Lorsqu'il s'éteint, relâchez rapidement la pression. Incorporer les fromages et garnir de pepperoni. Sers immédiatement.

126 Tortellini à la dinde et au chou-fleur crémeux

INGRÉDIENTS pour 4 portions

2 cuillères à soupe d'huile d'olive
2 cuillères à soupe de basilic, haché

½ lb de poitrine de dinde, coupée en dés
2 tasses de fleurons de chou-fleur
8 oz de tortellini au fromage
¼ tasse de crème épaisse
2 tasses de bouillon de poulet
1 oignon, haché
1 cuillère à soupe de persil haché
Sel et poivre noir au goût

MODE D'EMPLOI et durée totale : env. 20 minutes

Faire chauffer l'huile d'olive sur Sauté et faire suer l'oignon pendant 3 minutes. Ajouter la dinde et cuire jusqu'à ce qu'elle ne soit plus rose, après 5 minutes. Incorporer le reste des ingrédients, sauf la crème épaisse et le basilic. Sceller le couvercle et cuire 8 minutes en mode manuel à haute. Une fois terminé, effectuez une libération rapide. Incorporer la crème épaisse et garnir de basilic pour servir.

127. Lasagne aux légumes aux champignons

INGRÉDIENTS pour 4 portions

1 ¼ tasse de champignons, tranchés
3 tasses de sauce pour pâtes
1 cuillère à café de paprika
2 cuillères à café de basilic séché
1 tasse de mozzarella râpée
1 cuillère à café de flocons de piment rouge
½ cuillère à café d'origan séché
Sel et poivre noir au goût
1 ½ tasse moitié-moitié
6 feuilles de lasagne

MODE D'EMPLOI et durée totale : env. 40 minutes

Étalez une couche de sauce pour pâtes au fond d'un plat de cuisson
graissé. Couvrir d'une couche de
Feuilles de lasagnes. Étalez de la sauce pour pâtes. Garnir d'une couche de
moitié-moitié de fromage,
Champignons et sauce pour pâtes. Saupoudrer d'épices et d'herbes. Répétez la
superposition jusqu'à ce que vous ayez utilisé tous les ingrédients pour finir avec
du fromage. Mettez un dessous de plat dans votre IP et versez 1 tasse
d'eau. Inférieur le plat de cuisson sur le dessous de plat, sceller le couvercle et
cuire 25 minutes à High. Faites une pression rapide Libération. Laisser reposer
les lasagnes 10 minutes avant de servir.

128.Rotini au bœuf et fromage Monterey Jack

INGRÉDIENTS pour 4 portions

1 lb de bœuf haché
2 oignons nouveaux, hachés
16 oz de pâtes rotini
2 cuillères à soupe de beurre
½ tasse de Monterey Jack, râpé
1 gousse d'ail émincée
2 tasses de salsa douce
1 cuillère à soupe de concentré de tomate
1 cuillère à soupe d'origan
Sel et poivre noir au goût

MODE D'EMPLOI et durée totale : env. 20 minutes

Placez la pâte dans le pot intérieur et couvrez d'eau salée. Sceller le couvercle et
cuire 4 minutes
sur Manual at High. Relâchez rapidement la pression. Égoutter et
réserver. Nettoyez le pot et faites fondre beurre sur Sauté ; cuire les oignons
nouveaux et l'ail pendant 3 minutes jusqu'à ce qu'ils soient tendres. Ajouter le
bœuf et cuire jusqu'à ce qu'ils soient dorés pendant 5 à 6 minutes. Incorporer la
salsa, la pâte de tomate, l'origan, le sel et le poivre et cuire pendant 15

minutes. Incorporer les pâtes et déposer dans une assiette de service. Saupoudrer de fromage Monterey Jack et servir.

129.Penne à la sauge et à la pancetta

INGRÉDIENTS pour 4 portions

16 oz de pâtes penne
1 tasse d'oignons hachés
1 tasse de pancetta en dés
1 tasse de vin blanc sec
1 cuillère à soupe d'huile d'olive
½ tasse de mozzarella, râpée
Sel au goût
2 cuillères à soupe de sauge fraîche hachée

MODE D'EMPLOI et durée totale : env. 20 minutes

Faire frire la pancetta sur Sauter jusqu'à ce qu'elle soit brune et croustillante, environ 3 minutes ; mettre de côté. Ajouter les oignons au pot et faites-les suer pendant 3 minutes jusqu'à ce qu'elles soient tendres. Incorporer les pâtes, le vin et le sel et couvrir suffisamment d'eau. Sceller le couvercle et cuire 6 minutes en mode manuel à haute. Une fois terminé, relâchez la pression rapidement. Égoutter les pâtes et les transférer dans un bol de service. Incorporer le fromage mozzarella et la pancetta.
Arroser d'huile d'olive et servir garni de sauge fraîche.

130. Poulet avec Farfalle & Sauce Enchilada

INGRÉDIENTS pour 4 portions

2 poitrines de poulet, coupées en dés

16 oz de pâtes farfalle
10 oz de tomates, hachées
20 oz de sauce pour enchilada en conserve
1 tasse d'oignons en dés
1 gousse d'ail émincée
1 cuillère à café d'assaisonnement pour tacos
1 cuillère à soupe d'huile d'olive
2 tasses de fromage Colby, râpé
Sel et poivre noir au goût

MODE D'EMPLOI et durée totale : env. 20 minutes

Placez le farfalle dans votre IP et couvrez d'eau salée. Fermer le couvercle et cuire 4 minutes
Manuel en haut. Relâchez rapidement la pression. Égoutter et réserver. Nettoyez le pot et chauffez l'huile faire sauter. Cuire le poulet, les oignons et l'ail pendant 5 minutes. Incorporer les tomates, la sauce enchilada, 1 tasse d'eau, assaisonnement pour tacos, sel et poivre. Sceller le couvercle et cuire 8 minutes en mode manuel à haute. Lorsque vous êtes prêt, effectuez une libération rapide. Incorporer le fromage et les pâtes et cuire sur Sauté pendant 2 minutes jusqu'à ce que le fromage fond. Servir.

131.Ziti Pâtes avec boulettes de porc et légumes

INGRÉDIENTS pour 4 portions

1 lb de porc haché
16 oz de pâtes ziti
2 tomates, hachées
1 tasse de bouillon de poulet
3 cuillères à café d'huile d'olive
2 tasses de fleurons de brocoli
2 poivrons, hachés
1 oignon rouge, haché
½ cuillère à soupe de basilic
Sel et poivre noir au goût

MODE D'EMPLOI et durée totale : env. 35 minutes

Dans votre Instant Pot, faites cuire les pâtes ziti dans de l'eau salée pendant 4 minutes en mode manuel à haute. Relâchez-le
pression rapidement. Égoutter et réserver. Mélanger le porc, le sel, le poivre et le basilic et façonner le mélange en 4 boulettes de viande. Essuyez la casserole et faites chauffer l'huile d'olive sur Sauté. Cuire les boulettes de viande 7-8 minutes des deux côtés jusqu'à ce qu'elles soient dorées ; réserve. Ajouter l'oignon, le brocoli et les poivrons dans la casserole et cuire 5 minutes jusqu'à
tendreté. Incorporer les tomates, le bouillon et les boulettes de viande réservées. Sceller le couvercle et cuire pendant 6 minutes en mode manuel à haute. Lorsque vous êtes prêt, relâchez rapidement la pression. Mélanger les pâtes et servir chaud.

132. Pâtes bolognaises au vin blanc

INGRÉDIENTS pour 4 portions

2 cuillères à café de beurre
16 oz de tagliatelles
1 lb de viande hachée mélangée
1 lb de sauce tomate pour pâtes
1 cuillère à café d'origan
1 tasse d'oignons, hachés
2 cuillères à café d'ail émincé
4 oz de bacon, coupé en dés
½ tasse de vin blanc
1 tasse moitié-moitié
1 tasse de parmesan râpé
Sel et poivre noir au goût

MODE D'EMPLOI et durée totale : env. 20 minutes

Faire fondre le beurre sur Sauté et cuire les oignons et l'ail pendant 3 minutes, jusqu'à ce qu'ils soient tendres et parfumés. Ajouter viande et bacon et cuire 5 à 6 minutes. Incorporer les ingrédients restants, à l'exception de la moitié et demi et parmesan. Versez suffisamment d'eau pour couvrir entièrement. Sceller le couvercle et cuire 10 minutes sur Manual at High. Lorsque vous êtes prêt, effectuez une libération rapide. Incorporer la crème épaisse et servir avec fromage parmesan râpé.

133.Nouilles aux œufs au thon et à l'artichaut

INGRÉDIENTS pour 2 portions

8 oz de nouilles aux œufs
1 boîte de tomates en dés
1 boîte de flocons de thon, égouttés
½ tasse d'oignons rouges, hachés
7 ½ oz de cœurs d'artichaut en conserve
1 cuillère à soupe d'huile d'olive
1 cuillère à café de persil
1 cuillère à soupe de sauge
½ tasse de fromage de chèvre, émietté
Sel et poivre noir au goût

MODE D'EMPLOI et durée totale : env. 15 minutes

Faire chauffer l'huile d'olive et faire revenir les oignons pendant 3 minutes jusqu'à ce qu'ils soient translucides. Incorporer le reste des ingrédients, à l'exception du fromage de chèvre. Versez 2 tasses d'eau, fermez le couvercle et laissez cuire 5 minutes à Haute. Une fois terminé, relâchez rapidement la pression. Incorporer le fromage de chèvre et servir.

134 Lasagne aux courgettes et au bœuf

INGRÉDIENTS pour 4 portions

12 feuilles de lasagne
1 sauce tomate (14 oz)
1 oignon rouge, tranché
1 lb de bœuf haché, cuit
1 poivron, tranché
2 grosses courgettes, hachées
2 cuillères à soupe d'huile végétale
¼ tasse de feuilles de basilic frais
Sel et poivre noir au goût
1 tasse de parmesan râpé

MODE D'EMPLOI et durée totale : env. 45 minutes

Mettre sur Sauté et chauffer l'huile végétale. Ajouter le bœuf, le poivron, les courgettes et l'oignon et cuire 5 minutes. Assaisonnez avec du sel et du poivre. Couvrir le fond d'un plat de cuisson graissé avec la moitié des feuilles de lasagnes. Étendre la moitié de la sauce tomate sur le dessus et faire une couche avec la moitié du mélange de bœuf et la moitié des feuilles de basilic. Saupoudrer de parmesan. Faire une deuxième couche dans la même commande. Versez 1 tasse d'eau dans la casserole et placez-la dans un dessous de plat. Mettez le plat sur le dessus, fermez le couvercle, sélectionnez Manuel à haute, et cuire pendant 25 minutes. Lorsqu'il est éteint, relâchez naturellement la pression pendant 10 minutes.
Servir chaud.

135. Tagliatelles au pesto et aux haricots verts

INGRÉDIENTS pour 4 portions

16 oz de tagliatelles
6 oz de haricots verts, hachés
Sel au goût
½ lb de bébé chou frisé
2 c. À soupe de feuilles de basilic, hachées
½ cuillère à soupe de jus de citron

¼ tasse de parmesan râpé
½ tasse d'huile d'olive
1 oignon, haché
¼ tasse de pignons de pin, grillés

MODE D'EMPLOI et durée totale : env. 10 minutes

Dans votre Instant Pot, placez les tagliatelles et les haricots verts et couvrez d'eau salée. Scellez le couvercle, sélectionnez Manuel et cuisez pendant 4 minutes à puissance élevée. Lorsque vous êtes prêt, relâchez rapidement la pression. Drainer et déposer dans un bol. Mélanger le chou frisé, le basilic, les pignons de pin, le parmesan et le jus de citron dans un aliment robot jusqu'à ce qu'ils soient finement hachés. Pendant que le mélangeur fonctionne, ajoutez progressivement l'huile d'olive jusqu'à ce que
Mixte ; Assaisonnez avec du sel. Versez le pesto sur les pâtes et les haricots ; mélanger pour enrober. Sers immédiatement.

136. Peperonata italienne traditionnelle

INGRÉDIENTS pour 4 portions

1 poivron vert, tranché
2 poivrons jaunes, tranchés
2 poivrons rouges, tranchés
3 tomates, hachées
1 oignon rouge, haché
2 gousses d'ail émincées
2 tasses de bouillon de légumes
2 cuillères à soupe d'huile d'olive
Sel et poivre noir au goût
4 tasses de nouilles aux œufs, cuites

MODE D'EMPLOI et durée totale : env. 20 minutes

Faire chauffer l'huile d'olive et faire revenir l'oignon, l'ail et les poivrons pendant 4 minutes jusqu'à ce qu'ils soient tendres. Incorporer tomates, versez le bouillon, fermez le couvercle et laissez cuire 4 minutes en mode manuel à haute. Une fois terminé, faites un relâchement rapide de la pression. Servir sur des nouilles aux œufs et savourer !

137.Saucisse avec pâtes fusilli et fromage

INGRÉDIENTS pour 6 portions

18 oz de pâtes fusilli
16 oz de saucisses
2 tasses de sauce tomate
3 cuillères à soupe d'huile d'olive
2 cuillères à café d'ail émincé
1 cuillère à café de persil haché
¼ tasse de Pecorino Romano, râpé

MODE D'EMPLOI et durée totale : env. 20 minutes

Faites chauffer l'huile d'olive sur Sauté et faites cuire les saucisses jusqu'à ce qu'elles soient dorées, en les émiettant, pendant 5 minutes. Ajouter l'ail et cuire 1 minute. Incorporer le reste des ingrédients, à l'exception du fromage Pecorino et le persil. Couvrir d'eau, fermer le couvercle et cuire 4 minutes en mode manuel à haute. Quand on fait, relâchez la pression rapidement. Garnir de fromage Pecorino et saupoudrer de persil.

138 Dill Maquereau & Ragoût de Pâtes

INGRÉDIENTS pour 4 portions

2 oignons verts, coupés en dés
2 cuillères à soupe d'huile d'olive
½ tasse de bouillon de poulet

1 tasse de jus de palourdes
1 lb de macaronis
14 oz de sauce marinara
1 lb de maquereau, haché
1 gousse d'ail émincée
2 cuillères à soupe d'aneth haché
Sel et poivre noir au goût

MODE D'EMPLOI et durée totale : env. 30 minutes

Faire chauffer la moitié de l'huile d'olive sur Sauté. Ajouter le maquereau, les oignons verts et l'ail et cuire pendant 3-4 minutes. Versez le bouillon de poulet pour déglacer le fond de la casserole. Incorporer la sauce marinara, les macaronis, 2 tasses d'eau et du jus de palourdes. Fermez le couvercle, sélectionnez Manuel et réglez le temps de cuisson sur 5 minutes en haut. Lorsque vous êtes prêt, relâchez rapidement la pression. Garnir d'aneth et servir dans des bols.

139 Nouilles ramen aux boulettes de viande de bœuf

INGRÉDIENTS pour 6 portions
10 oz de nouilles ramen
Sel et poivre noir au goût
1 lb de bœuf haché
¼ tasse de chapelure
1 oignon jaune, râpé
1 oeuf
½ tasse de sauce soja
1 gousse d'ail émincée

MODE D'EMPLOI et durée totale : env. 35 minutes

Mélanger le bœuf, la chapelure, l'ail, l'oignon et l'œuf dans un bol. Mélanger et façonner le mélange en 6 Boulettes de viande. Ajouter la sauce soja et les boulettes de viande dans la casserole intérieure. Versez suffisamment d'eau pour couvrir. Sceller le couvercle et faites cuire à température élevée pendant 15 minutes. Lorsque vous êtes prêt, relâchez rapidement la pression. Incorporer nouilles et appuyez sur Sauté. Cuire 4 minutes jusqu'à tendreté. Répartir dans les bols et servir.

140.Penne aux poivrons et haricots mélangés

INGRÉDIENTS pour 4 portions

16 oz de penne séchée
Sel et poivre noir au goût
2 cuillères à soupe d'huile d'olive
1 oignon, haché
2 gousses d'ail émincées
2 poivrons mélangés, hachés
1 piment habanero, haché
1 boîte (14 oz) de tomates
1 cuillère à café de cumin en poudre
1 cuillère à café de coriandre en poudre
1 haricot blanc en conserve (14 oz)
2 cuillères à soupe de persil haché

MODE D'EMPLOI et durée totale : env. 25 minutes

Dans votre Instant Pot, ajoutez les pennes et couvrez d'eau salée. Sceller le couvercle et cuire sur le manuel pendant 4 minutes à High. Lorsque vous êtes prêt, relâchez rapidement la pression et égouttez les pâtes ; mettre de côté. Faire sauter et chauffer l'huile d'olive. Faites cuire l'oignon et l'ail pendant 3 minutes. Ajouter les poivrons, le habanero, tomates, cumin, haricots, coriandre, sel et poivre. Scellez le couvercle, sélectionnez Manuel et faites cuire pendant 8 minutes en haut. Lorsque vous êtes prêt, faites une libération naturelle pendant 10 minutes. Incorporer les pâtes. Servir garni avec du persil.

141.Porc avec riz brun

INGRÉDIENTS pour 4 portions

1 lb de filet de porc, coupé en cubes
2 cuillères à soupe d'huile d'olive
Sel et poivre noir au goût
2 tasses de bouillon de poulet
1 tasse de riz brun, cuit
1 oignon, haché
1 cuillère à café d'assaisonnement italien
2 c. À soupe de persil haché

MODE D'EMPLOI et durée totale : env. 38 minutes

Sur Sauté, chauffer l'huile d'olive. Faites cuire l'oignon et le porc pendant 5 minutes. Incorporer le riz, l'assaisonnement italien, persil, sel et poivre, et cuire 2 minutes. Versez le bouillon, fermez le couvercle, sélectionnez Manuel à Élevé et cuire 10 minutes.
 Une fois terminé, relâchez rapidement la pression.

142.Riz mexicain sans viande

INGRÉDIENTS pour 2 portions

1 cuillère à soupe d'huile d'olive
2 oignons verts, hachés
½ tasse de riz
1 tasse de bouillon de légumes
½ tasse de purée de tomates
2 gousses d'ail émincées
2 cuillères à soupe de coriandre moulue
Sel et poivre au goût

MODE D'EMPLOI et durée totale : env. 10 minutes

Faire chauffer l'huile sur Sauté et faire suer les oignons pendant 3
minutes. Incorporer les ingrédients restants. Sceller le couvercle et appuyez sur
Manual pendant 3 minutes à High. Après, faites une libération rapide.

143.Pouding au riz sauvage aux abricots

INGRÉDIENTS pour 4 portions

1 tasse de riz sauvage
2 cuillères à soupe de sirop d'érable
¼ tasse d'abricots secs, hachés
1 ½ tasse de lait
½ cuillère à café d'extrait de vanille
¼ cuillère à café de muscade râpée
½ cuillère à café de cannelle
Framboises fraîches à servir

MODE D'EMPLOI et durée totale : env. 25 minutes

Combinez tous les ingrédients dans votre Instant Pot. Versez 2 tasses
d'eau. Sceller le couvercle et cuire
Manuel pendant 15 minutes à High. Faites un relâchement rapide de la
pression. Laisser refroidir quelques minutes et servir décorer de framboises.

144 Ragoût de riz au bœuf à la bourgogne

INGRÉDIENTS pour 4 portions

1 tasse de bouillon de bœuf
2 cuillères à soupe d'huile d'olive

2 lb de steak de bœuf rond, coupé en cubes
1 tasse d'oignon, haché
1 cuillère à café de sauce au raifort
1 tasse de champignons, tranchés
1 tasse de vin rouge de Bourgogne
3 cuillères à soupe de concentré de tomate
Sel et poivre noir au goût
1 tasse de riz basmati
½ tasse de crème sure
½ cuillère à café de feuilles de thym séchées
1 feuille de laurier
2 gousses d'ail émincées

MODE D'EMPLOI et durée totale : env. 33 minutes

Ajouter le riz et 2 tasses d'eau dans la casserole intérieure et assaisonner de sel et de poivre. Sceller le couvercle et mettre sur Manuel pendant 6 minutes à High. Une fois terminé, relâchez rapidement la pression. Retirer le riz à un bol. Nettoyez la casserole et faites chauffer l'huile sur Sauté. Ajouter le bœuf, l'oignon, les champignons, la pâte de tomate, l'ail, thym, sel et poivre ; cuire 5 minutes. Verser le bouillon, le vin et le laurier. Sceller le couvercle, régler sur Manuel à haute, et cuire pendant 15 minutes. Une fois terminé, effectuez une libération rapide. Jeter la feuille de laurier et incorporer la crème sure et la sauce au raifort. Servir sur un lit de riz.

145.Risotto aux pois verts et champignons

INGRÉDIENTS pour 4 portions

2 cuillères à soupe de beurre
2 tasses de champignons Bella, tranchés
1 tasse d'oignon, haché
2 gousses d'ail émincées
1 brin de romarin, haché
1 ½ tasse de riz Arborio
¾ tasse de vin blanc

2 tasses de bouillon de légumes
Sel et poivre noir au goût
½ tasse de parmesan râpé
½ tasse de pois verts
1 cuillère à soupe de persil haché

MODE D'EMPLOI et durée totale : env. 15 minutes

Sur Sauté, faites fondre le beurre. Faire sauter les champignons, l'oignon, l'ail et le romarin pendant 5 minutes. Incorporer le riz, vin et bouillon et assaisonner de sel et de poivre. Scellez le couvercle, sélectionnez Manuel à haut, et cuire 8 minutes. Une fois éteint, faites une libération rapide. Incorporer les pois verts et le parmesan jusqu'à ce que le fromage fond. Saupoudrer de persil pour servir.

146 Riz Chili aux Légumes

INGRÉDIENTS pour 4 portions

2 cuillères à soupe de beurre
2 oignons blancs, tranchés finement
½ cuillère à café de cumin en poudre
½ cuillère à café de cannelle en poudre
1 cuillère à café de poudre de chili
2 tasses d'eau
1 orange, zestée et pressée
¾ tasse de raisins secs
1 tasse de riz basmati
¾ tasse de noisettes

MODE D'EMPLOI et durée totale : env. 25 minutes

En mode Sauté, faites fondre le beurre et faites cuire les oignons jusqu'à ce qu'ils soient ramollis, 3 minutes. Incorporer le cumin, cannelle, chili, sel et poivre pendant 30 secondes et verser l'eau, le zeste d'orange, le jus, les raisins secs et riz. Fermer le couvercle, sélectionner le riz et cuire 12 minutes. Lorsque vous êtes prêt, relâchez rapidement la pression.

Incorporer les noisettes et servir.

147.Feuilles de chou farcies au bœuf et au riz

INGRÉDIENTS pour 4 portions

1 lb de bœuf haché maigre
1 boîte (14 oz) de tomates coupées en dés
1 tasse de sauce tomate
1 tasse de riz
8 feuilles de chou, blanchies
Sel et poivre noir au goût
½ tasse de poivrons verts, coupés en dés
1 oignon, haché

MODE D'EMPLOI et durée totale : env. 40 minutes

Mélanger le bœuf haché avec les poivrons, le riz, l'oignon, le sel et le
poivre. Façonner le mélange en 8 pièces égales. Enroulez chaque partie dans une
feuille de chou en repliant les extrémités et les côtés. Dans un bol, mélangez 1
tasse d'eau, sauce tomate et tomates. Posez les rouleaux de chou au fond du pot
intérieur de votre Instant Pot.
Versez le mélange de tomates dessus et fermez le couvercle. Sélectionnez
Manuel et cuisez pendant 20 minutes à puissance élevée. Lorsque vous êtes prêt,
relâchez la pression et servez.

148 Riz basmati savoureux

INGRÉDIENTS pour 4 portions

1 tasse de riz basmati
1 branche de céleri, hachée

2 oignons nouveaux, tranchés
1 carotte, hachée
2 cuillères à café d'huile d'olive
2 c. À soupe de persil haché
Sel et poivre noir au goût
2 tasses de bouillon

MODE D'EMPLOI et durée totale : env. 20 minutes

Sur Sauté, chauffer l'huile d'olive. Cuire les oignons nouveaux, le céleri et la carotte pendant 2-3 minutes. Ajouter dans les ingrédients restants, à l'exception du persil. Appuyez sur Manual et faites cuire 10 minutes à High. Quand on est prêt, faites une libération rapide. Éplucher le riz avec une fourchette et servir garni de persil.

149 Poulet aux carottes et riz brun

INGRÉDIENTS pour 4 portions

1 tasse de riz brun
2 poitrines de poulet, coupées en dés
1 carotte, hachée
2 gousses d'ail émincées
1 oignon, haché
1 poivron, haché
2 cuillères à soupe d'huile d'olive
2 tasses de bouillon de poulet
1 cuillère à café de romarin
Sel et poivre noir au goût

MODE D'EMPLOI et durée totale : env. 40 minutes

Faire chauffer l'huile d'olive et faire sauter l'oignon, l'ail et le poivron pendant 3-4 minutes jusqu'à ce qu'ils soient tendres. Incorporer le reste des ingrédients, sceller le couvercle et cuire 15 minutes en mode manuel à haut. Quand on est prêt, faites un relâchement rapide de la pression. Servir chaud ou légèrement frais.

150 Riz à la bette, aux courgettes et aux champignons

INGRÉDIENTS pour 4 portions

1 tasse de champignons, tranchés
1 tasse de bette à carde, hachée
1 tasse de riz
1 courgette, tranchée
½ tasse de Grana Padano, râpé
1 échalote, hachée
2 gousses d'ail émincées
2 cuillères à soupe d'huile d'olive
2 tasses de bouillon de poulet
Sel et poivre noir au goût

MODE D'EMPLOI et durée totale : env. 20 minutes

Faire chauffer l'huile d'olive sur Sauté et cuire l'échalote et l'ail pendant 3 minutes. Ajouter les champignons et les courgettes ; cuire encore 3 minutes jusqu'à tendreté. Verser le bouillon de poulet et le riz. Sceller le couvercle et cuire pendant 8 minutes sur Manual at High. Lorsque vous êtes prêt, effectuez une libération rapide. Incorporer la bette à carde pendant 3 minutes.
Servir garni de fromage Grana Padano.

151.Soupe de saumon au romarin et riz

INGRÉDIENTS pour 6 portions

6 tasses de bouillon de poisson
1 cuillère à soupe d'huile d'olive
2 gousses d'ail émincées
½ cuillère à café de moutarde en poudre
½ cuillère à café de romarin sec
2 tranches de bacon, hachées
Sel et poivre de Cayenne au goût
½ lb de steaks de saumon, coupés en cubes
½ tasse de riz brun
1 tasse de champignons, tranchés
½ branche de céleri, tranchée
1 oignon, haché

MODE D'EMPLOI et durée totale : env. 39 minutes

Sur Sauté, cuire le bacon pendant 5 minutes ; réserve. Ajouter l'huile d'olive dans la casserole et faire revenir l'ail, l'oignon, céleri et champignons pendant 4 minutes. Incorporer le bouillon, la moutarde en poudre, le romarin, le saumon, le riz, le sel et poivre de Cayenne. Fermez le couvercle, sélectionnez Manuel à haute et faites cuire pendant 8 minutes. Lorsque vous êtes prêt, faites un relâchement naturel de la pression pendant 10 minutes. Servir chaud, garni de bacon.

152 Risotto aux crevettes au fromage

INGRÉDIENTS pour 4 portions

1 lb de crevettes, déveinées
1 tasse de riz arborio
2 cuillères à soupe d'huile d'olive
2 cuillères à soupe de beurre
3 tasses de bouillon de poisson
2 gousses d'ail émincées
2 échalotes, hachées
¼ tasse de vin blanc
Sel et poivre noir au goût

1 tasse de parmesan, râpé

MODE D'EMPLOI et durée totale : env. 20 minutes

Faire chauffer l'huile et faire revenir les échalotes et l'ail pendant 3
minutes. Ajouter les crevettes et cuire 3 minutes.
Incorporer le reste des ingrédients et sceller le couvercle. Faites cuire pendant 8
minutes sur manuel à haute. Quand on est prêt, faites un relâchement rapide de la
pression.
Servir garni de fromage parmesan.

153. Riz Basmati à la citrouille

INGRÉDIENTS pour 4 portions

1 cuillère à soupe d'huile d'olive
1 oignon jaune, haché
½ lb de citrouille, hachée
1 tasse de riz basmati
1 cuillère à café de poudre de curcuma
Sel et poivre noir au goût
½ tasse de noix de cajou, grillées
Coriandre hachée pour garnir

MODE D'EMPLOI et durée totale : env. 20 minutes

Appuyez sur Faire sauter et chauffer l'huile d'olive. Faites cuire l'oignon et la
citrouille pendant 6 minutes. Incorporer le riz, le curcuma, le sel, poivre et 2
tasses d'eau. Fermez le couvercle, sélectionnez Manuel et laissez cuire 6
minutes. Lorsque vous êtes prêt, faites un relâchement rapide de la pression,
épluchez le riz. Garnir de coriandre et de noix de cajou pour servir.

154.Gumbo au poulet et aux légumes

INGRÉDIENTS pour 4 portions

2 cuillères à soupe d'huile d'olive
1 carotte coupée en dés
1 oignon jaune, haché
2 gousses d'ail émincées
1 branche de céleri, hachée
1 poivron vert, haché
2 cuillères à soupe de purée de tomates
1 tasse de riz
2 piments rouges, hachés
2 tasses de bouillon de légumes
½ tasse de bébé okras
Sel et poivre noir au goût
3 cuillères à soupe de coriandre hachée
½ poitrine de poulet, hachée

MODE D'EMPLOI et durée totale : env. 15 minutes

Sélectionnez Faire sauter et chauffer l'huile d'olive. Cuire le poulet, la carotte,
l'oignon, l'ail, le céleri et le poivron pendant 5 minutes. Incorporer la purée de
tomates. Ajouter le riz, les piments rouges, le bouillon et les bébés
okras; assaisonner avec du sel et poivre noir. Fermez le couvercle, sélectionnez
Manuel et faites cuire 8 minutes à puissance élevée. Une fois terminé, faites un
relâchement naturel de la pression pendant 10 minutes. Éplucher le Gumbo avec
une fourchette et incorporer la Coriandre. Servir chaud.

155.Riz sauvage aux poivrons tricolores

INGRÉDIENTS pour 6 portions

2 tasses de riz sauvage
4 tasses de bouillon de légumes

½ tasse de carottes, hachées
1 poivron rouge, haché
1 poivron jaune, haché
1 poivron vert, haché
2 tomates, hachées
1 oignon rouge, haché
3 cuillères à café d'huile d'olive
1 cuillère à soupe de romarin, haché
1 tasse de pois verts
Sel et poivre noir au goût

MODE D'EMPLOI et durée totale : env. 30 minutes

Faire chauffer l'huile sur Sauté et cuire l'oignon pendant 3 minutes. Ajouter les carottes et les poivrons et cuire pour 2 plus de minutes. Incorporer les ingrédients restants, à l'exception des pois verts et du romarin. Sceller le couvercle et faites cuire pendant 8 minutes Manuel à haute. Lorsque vous êtes prêt, relâchez rapidement la pression. Incorporer le vert petits pois et cuire sur Sauté pendant 5 minutes. Servir chaud garni de romarin.

156 Risotto aux champignons et aux porcinis au fromage

INGRÉDIENTS pour 4 portions

½ tasse de fromage Pecorino Romano râpé, en réserver
1 tasse de riz Arborio
½ tasse de cèpes
1 carotte, hachée
1 oignon, haché
2 gousses d'ail émincées
2 tasses de bouillon de poulet
2 cuillères à soupe de beurre
Sel et poivre noir au goût
2 cuillères à soupe de crème épaisse

2 c. À soupe de persil haché

MODE D'EMPLOI et durée totale : env. 20 minutes

Faire fondre le beurre et faire revenir l'oignon, l'ail, la carotte, le sel et le poivre pendant 3 minutes jusqu'à ce qu'ils soient tendres et parfumé. Trancher les champignons et les ajouter avec le riz et le bouillon de poulet dans la casserole. Sceller le couvercle et cuire pendant 8 minutes en mode manuel à haute. Lorsque vous êtes prêt, relâchez rapidement la pression. Incorporer crème épaisse.
Servir saupoudrer du fromage Pecorino Romano réservé et du persil.

157.Simple riz au céleri et au jasmin

INGRÉDIENTS pour 4 portions

1 tasse de riz au jasmin
1 branche de céleri, hachée
2 oignons nouveaux, hachés
1 panais, haché
1 carotte, hachée
2 tasses de bouillon de poulet
1 cuillère à café de sauge
1 cuillère à soupe de romarin
2 cuillères à soupe d'huile d'olive
Sel et poivre noir au goût

MODE D'EMPLOI et durée totale : env. 25 minutes

Faire chauffer l'huile d'olive et faire revenir les oignons nouveaux jusqu'à ce qu'ils soient tendres, 3 minutes. Ajouter le panais, la carotte et céleri et cuire 2 minutes. Incorporer les ingrédients restants. Sceller le couvercle et cuire 10 minutes sur Manual at High. Lorsque vous êtes prêt, relâchez rapidement la pression. Servir.

158.Arroz con Lèche aux pruneaux

INGRÉDIENTS pour 6 portions

2 tasses de riz blanc
½ tasse de pruneaux, hachés
2 œufs + 1 jaune d'œuf
8 oz de lait
¼ tasse) de sucre
3 cuillères à café d'huile d'olive
¼ cuillère à café de cannelle moulue
½ cuillère à soupe d'extrait de vanille
¼ cuillère à café de sel casher
¼ cuillère à café de cardamome moulue

MODE D'EMPLOI et durée totale : env. 20 minutes

Ajouter l'huile d'olive, 1 tasse d'eau, le lait, le riz, le sucre, la cannelle, la vanille, le sel et la cardamome à l'intérieur du pot. Sceller le couvercle, appuyer sur Manuel et cuire 8 minutes à puissance élevée. Une fois prêt, faites une pression rapide libération. Ajouter les œufs battus et les pruneaux en remuant constamment. Sélectionnez Sauté et faites cuire jusqu'à ce que le mélange bout. Laisser refroidir avant de servir.

159.Daté et riz au lait aux amandes

INGRÉDIENTS pour 3 portions

1 tasse de riz
4 c. À soupe d'amandes hachées
1 cuillère à café de pâte de vanille
1 œuf plus 1 jaune
½ tasse de dattes

½ cuillère à café de graines d'anis
1 tasse de lait
¼ tasse) de sucre
½ cuillère à café d'extrait d'amande

MODE D'EMPLOI et durée totale : env. 35 minutes

Versez 1½ tasse d'eau dans votre IP et abaissez un dessous de plat. Mélanger tous les ingrédients dans une cuisson plate. Placez le plat sur le dessus du dessous de plat et couvrez de papier d'aluminium. Sceller le couvercle et cuire en mode manuel pendant 25 minutes en haut. Une fois terminé, relâchez rapidement la pression. Servir frais.

160.Chorizo et riz au fromage

INGRÉDIENTS pour 4 portions

1 cuillère à soupe d'huile végétale
4 saucisses chorizo, tranchées
2 gousses d'ail écrasées
½ tasse de sauce tamari
2 échalotes, hachées
2 tasses de bouillon de légumes
2 poivrons, tranchés
1 tasse de riz
1 tasse de Monterey Jack, râpé
Sel et poivre noir au goût

MODE D'EMPLOI et durée totale : env. 30 minutes

Faire chauffer l'huile sur Sauté et cuire l'ail et les échalotes pendant 3 minutes. Incorporer le chorizo et cuire 5 minutes. Ajouter le reste des ingrédients, sauf le fromage. Scellez le couvercle, sélectionnez Manuel et cuire 15 minutes à puissance élevée. Une fois prêt, effectuez une libération rapide. Servir garni de Monterey Jack fromage.

161 Pouding au riz sucré aux noisettes

INGRÉDIENTS pour 4 portions

1 tasse de riz au jasmin, rincé
4 tasses de lait
½ cuillère à café de poudre de muscade
1 cuillère à café d'extrait de vanille
¼ tasse de miel
½ tasse de raisins secs
¼ tasse de noisettes, hachées

MODE D'EMPLOI et durée totale : env. 15 minutes

Dans votre Instant Pot, versez le riz, le lait, la muscade, l'extrait de vanille et le miel. Scellez le couvercle, sélectionnez Manuel et cuire 5 minutes à puissance élevée. Une fois terminé, relâchez rapidement la pression. Incorporer les raisins secs pendant quelques minutes. Disposer le pudding dans des coupes garnies de noisettes.

162.Sausage pilaf aux tomates séchées au soleil

INGRÉDIENTS pour 4 portions

2 cuillères à soupe de beurre
3 gousses d'ail émincées
1 oignon blanc, haché
1 tasse de riz
6 tomates séchées au soleil, émincées
1 ½ tasse de bouillon de légumes
½ tasse de vin blanc

Sel et poivre noir au goût
½ tasse de fromage cheddar râpé
¼ tasse de crème épaisse
1 tasse de saucisses hachées
2 cuillères à soupe de basilic séché

MODE D'EMPLOI et durée totale : env. 15 minutes

Sur Faire sauter, faire fondre le beurre et cuire les saucisses, l'ail et l'oignon pendant 3 minutes. Incorporer le riz et tomates ; cuire 3 minutes. Versez le bouillon, le vin, le sel et le poivre. Scellez le couvercle, sélectionnez Manuel, et cuire 8 minutes à puissance élevée. Une fois terminé, relâchez rapidement la pression. Incorporer la crème épaisse.
Garnir de fromage cheddar et de basilic pour servir.

163 Riz espagnol avec cuisses de poulet

INGRÉDIENTS pour 4 portions

2 cuillères à soupe d'huile d'olive
1 lb de cuisses de poulet
½ poivron rouge, coupé en dés
1 oignon, haché
1 cuillère à café de paprika
1 tasse de pois verts
1 tasse de riz espagnol jaune
2 tomates, hachées
¼ tasse de vin blanc sec
3 gousses d'ail émincées
Sel et poivre noir au goût
2 tasses de bouillon de poulet

MODE D'EMPLOI et durée totale : env. 15 minutes

Faire chauffer l'huile d'olive et faire revenir le poulet, l'ail, le poivron et l'oignon pendant 3 minutes. Incorporer paprika, riz, tomates, pois, sel et poivre et versez le vin et le bouillon. Scellez le couvercle, sélectionnez Manuel et faites cuire pendant 8 minutes à puissance élevée. Lorsque vous êtes prêt, effectuez une libération rapide. Servir.

CONCLUSION

Je voudrais vous remercier et vous féliciter d'avoir transité mes lignes depuis le début pour finir. J'espère que ce livre a pu vous aider à comprendre les stratégies fiables de régime cétogène.

Je remercie tous mes chers lecteurs et tous ceux qui m'ont beaucoup encouragé à écrire Ce livre. C'est un travail fatiguant mais très formidable. Je vous souhaite une bonne santé pour toutes et tous et un bien-être et j'espère que je vous ai fourni toutes les informations nécessaires dont vous avez besoin.